最高のリターンをもたらす

超・睡眠術

30のアクションで眠りの質を高める

西野精治 スタンフォード大学教授
睡眠生体リズム研究所所長
木田哲生 堺市教育委員会主任指導主事
日本眠育推進協議会評議員

大和書房

はじめに

あなたは、今、自分の持てる能力を存分に発揮できていますか。

「記憶力や集中力に自信がない」「いいアイデアが浮かばない」「やる気が湧かない」。そんなリスクと背中合わせで、毎日を過ごしていないでしょうか。

よいコンディションを日々保ち、常によい成果を上げ続けていきたいと、誰もが願っています。本書を手に取ってくださったあなたも、まさにその一人なのだと思います。

私たちが、仕事や勉強、運動などで能力を発揮するためには脳の働きが不可欠です。脳は、呼吸、心拍、血液循環、体温調整など、生命を維持していくためのすべての機能に関与し、休みなく働いています。そのため、毎日ごく普通に生活を送るだけでも脳は疲労します。

その疲労した脳を癒し、回復させる方法がたった一つだけあります。特別にお金をかける必要などなく、誰でも日常ですぐに実践していける方法。

――**「睡眠」**です。

私は、現在、堺市教育委員会の職員として働いています。もともとは中学校の教員として、長い間、生徒指導を担当し、子どもたちの不登校や体調不良、低エネルギー、無気力などの問題と向き合ってきました。そのなかで、これらの子どもたちの睡眠が共通して乱れていることに気づき取り組んできたのが、子どもたちの睡眠を改善するための「睡眠教育」、略して**「みんいく」**です。

その結果、睡眠を見直すことで不登校が改善した子どもの多くに、学力の向上も見られました。詳細は本文に譲りますが、**質のよい睡眠は、精神面でよい状態をもたらしてくれるだけでなく、脳の働きにも好影響がある**ことが、「みんいく」の取り組みから見えてきたのです。

よい睡眠は、集中力や記憶力を高め、創造力や発想力、コミュニケーション力といった能力に多大な影響を及ぼします。

持てる力を十分に発揮し、さらにパフォーマンスを高めていきたいなら、睡眠習慣を見直し、賢く眠って、今のあなたを変えていきましょう。

本書は、世界の睡眠研究を牽引している「スタンフォード大学睡眠生体リズム研究所」所長で、まさに睡眠研究の最前線で活躍しておられる西野精治先生と、これまで「みんいく」という実践研究を通し、子どもから大人まで多くの方々の睡眠改善をエスコートしてきた私が共同で執筆しました。

1章**「頭がよくなる睡眠」**、2章**「生活リズムが整う睡眠」**、3章**「メンタルが安定する睡眠」**。さまざまな角度から睡眠を見つめ、全体で「30のアクション」を紹介します。

これらのアクションは、睡眠の正しい知識と最新エビデンスを踏まえたうえで、みなさんの睡眠に関する悩みを解消するためのノウハウを凝縮させた「30」です。

この**「30のアクション」がよい睡眠習慣をもたらし、最強の脳を育てます。**明日のあなたに、さらには5年後、10年後のあなたに、ハイパフォーマンスな人生という最高のギフトをもたらしてくれます。その恩恵にたっぷりとあずかりましょう！

二〇二三年一月

木田哲生

最高のリターンをもたらす超・睡眠術　目次

2章 生活リズムが整う睡眠

3章 メンタルが安定する睡眠

30

KIDA

「睡眠への助走」のルーティンを持つ

睡眠はメンテナンスで最適化

1章

頭がよくなる
睡眠

1

睡眠不足の4つのサインをチェックする

自覚できない常態化が「頭が悪くなる」最大の要因

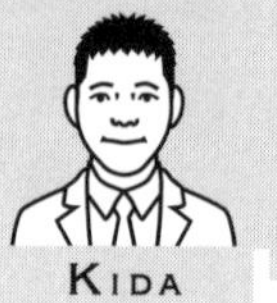

KIDA

「仕事はできているから大丈夫」と言う人ほど危ない

「毎日しっかり眠れていますか?」。大人向けの睡眠面談でこのように尋ねると、「まあまあ、普通に眠れています」という言葉がよく返ってきます。「では、昨夜は何時に寝ましたか?」と重ねて訊くと、「○時頃だったと思うけど……」「スマホを見ながらいつのまにか寝落ちしてしまったのでわからないです」など、返事は曖昧です。

しかし、みなさん決まって最後にこうおっしゃるのです。「でも大丈夫、仕事はできていますから」。毎日忙しいのだから、そんなものだと思っているのかもしれません。しかし、脳の働きは決して「大丈夫」ではありません。

睡眠と脳の働きに関して、ペンシルベニア大学などの研究チームが行った有名な実験があります。この実験から得られた結果は、**「6時間睡眠を2週間続けると、集中力や注意**

力は2日間徹夜した状態とほぼ同じレベルまで衰える」という驚くべきものでした。

2日間徹夜した人は、「自分は徹夜したから頭が働かない」と自覚できます。しかし、6時間睡眠を2週間続けた人は、頭が働いていないことを自覚できず、むしろ「普通に頭は働いている」と感じます。もしかして、あなたもそうなのではないでしょうか。

ちなみに、徹夜した人の脳の働きは、酎ハイを7~8杯飲んで酔った状態だといわれています。2日間の徹夜となると、それ以上の酩酊状態です。つまり、6時間睡眠を2週間続けている人は、毎日、酔っぱらった状態のような脳で、しかもそれに気づくことなく仕事や勉強、社会的な活動などをこなしているわけです。

睡眠不足による体の異常は察知しやすくても、脳への影響はそれだけ自覚しがたいということです。

睡眠と集中力には相関関係がある

徹夜などによる短期的な睡眠不足には、誰でも対処しようとします。「今日は早く寝よう」「お風呂にゆっくり入って、体を温めよう」「お酒はやめておこう」など、今できる精一杯の工夫をするでしょう。「徹夜で疲れた」「頭も体も回復させたい」と切実に感じ、明日も脳を最高の状態にしてバリバリ働きたいと思うからです。

こうした短期的な睡眠不足には気づきやすいのですが、中長期に及ぶ慢性的な睡眠不足には気づきにくいものです。そのため、集中力が低下している状態にも気づきにくく、そのまま仕事や作業を続けていると、ミスやヒヤリハットが発生しやすくなります。やり直すチャンスがあるならば挽回もできますが、とり返しのつかない事故を招いてしまうようなケースも実際にはたくさん起こっています。睡眠不足による脳のパフォーマンスダウンを自覚できないことは、とてもリスキーだといえるのです。

集中力は、仕事や学業で結果を出すために欠かせないものだと、みなさんよくご存じだと思います。ただ、パフォーマンスが高い人のことを「あの人は集中力がある」という言い方をすることもあり、集中力とは生まれつきの能力のようにとらえられている面があるのではないでしょうか。しかし、そうとは言い切れないようです。

私はこれまで、子どもたちの睡眠を改善するための「みんいく」（睡眠教育）を行ってきました。その実践研究を通してわかったのは、**睡眠と学習への意欲や集中力には相関関係がある**ということです。

実践研究の詳細は3項（P27）に譲りますのでここでは簡単に触れますが、**自分が「何時に寝て何時に起きているかを知る」だけで、日々のパフォーマンスがよい方向へ変化します。**みんいく調査実施中学で、みんいくを始める前の年と、みんいくに一年間取り組んだ年を比較したところ、「授業に集中できている」と肯定的にとらえた生徒は、1年生で72・5%から85・5%に、2年生で72・5%から78・3%、3年生で77・1%から81・5%に改善しました。

これまで教育の現場で子どもたちを見てきた立場からも実感できるのですが、日々の過ごし方によって発揮できる集中力は大きく変わってきます。集中力を生み出す重要な基盤が睡眠であることが、調査で浮き彫りになったのです。

睡眠不足の慢性化は低パフォーマンスの慢性化を招く

子どもの学習への意欲や集中力と睡眠との相関関係と同じことが、大人にもいえます。朝、会社に着いた時点でもう眠いという経験はないでしょうか。それは明らかに睡眠不足が慢性化している証拠です。そのような状態で仕事に打ち込んでも、集中力不足、パワー不足で本来の力を発揮するのは難しいでしょう。

そこで、まずみなさんに実践していただきたい**最初のアクションは、ご自身の睡眠不足をチェックすること**です。慢性化すると気づきにくい睡眠不足ですが、昼間の生活から寝不足のサインをチェックできます。睡眠不足のサインには、次の4つがあります。

【睡眠不足の4つのサイン】

①朝起きてから4時間後に眠気がある
②昼間にだるさ、しんどさを感じる
③電車や車の中で居眠りをする
④休みの日に普段より2時間以上長く寝る

①「朝起きてから4時間後に眠気がある」に当てはまる人は、かなりの睡眠不足と考えられます。一般的に、起床4時間後というのは強く覚醒している時間帯だからです。おそらく朝の目覚めがスッキリしない状態のまま仕事や作業に取り組むため、午前中の頭の働きに支障があるうえ、②「昼間にだるさ、しんどさを感じ」やすくなります。

そうすると、③「電車や車の中で居眠りをする」といったことも日常化します。この③は国際的な眠気尺度であるエプワース眠気尺度の一つで、「座って人と話していると眠気がある」「座ってテレビを見ていると眠気がある」などもチェックポイントになります。

そして、④「休みの日に普段より2時間以上長く寝る」が習慣になると、後述しますが、睡眠にとってたいせつな「リズム」が狂い、さらに睡眠不足の悪循環に陥ってしまいます。

「たかが睡眠不足」が、慢性的な集中力不足を招きます。それは、集中力だけにとどまらず、脳の働き全体の低下につながっていきます。今まで当たり前と思ってきた日常の行動を見直し、少し意識を変えるだけで気づけることもたくさんあります。今日という日を、毎日の睡眠を変えていくスタートにしましょう。

今日からＳＴＡＲＴ！

- 昨夜何時に寝たか、自分に問いかける
- 朝の仕事や勉強の取りかかりがスムースか振り返ってみる
- とくに午前中に集中できないときは、睡眠不足を疑う
- 睡眠不足の４つのサインをチェックする
- 働き過ぎ、飲み過ぎ、遊び過ぎで夜ふかしが続いていないか見直す

2

週末の寝だめをやめる

脳の発達を促す「睡眠習慣」実践のカギとは

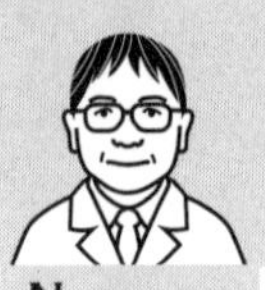

NISHINO

睡眠負債が脳にダメージを与える

睡眠によって私たちは体の疲労を回復させ、明日への活力を養うことができます。ただ、夜の睡眠がたいせつな理由はそれだけではありません。**睡眠は体の疲労だけでなく脳の疲労も回復させます**。疲れがしっかりとれるからこそ、朝目覚めたときに脳にスイッチが入り活動状態になれるのです。

このスイッチングがうまくいかない状態でいくらがんばろうとしても、集中力や思考力は万全にはならず、知らず知らずのうちにミスが増え、作業レベルもペースもダウンしてしまいます。また朝から気分もすぐれません。

忙しい現代人にとって睡眠はたいせつで、その重要性はすでにみなさん十分にご存じだと思います。さまざまな情報もあふれています。しかし、だからこそ睡眠に関する誤解や間違った思い込みも少なくないと私は感じています。

たとえば、多くの人が、私たち人間は夜が来たら自然に眠るものだと考えていないでしょうか。そして、布団に入り、目を閉じて眠りに落ちることができれば「眠れた」と思い込んでいないでしょうか。しかし、**睡眠には何時間眠ったかという「量」だけでなく、深く眠れているかという「質」がたいせつです。**量も質も足りていない睡眠が続くと、多くの場合それは借金のように積み重なっていきます。それを**「睡眠負債」**といいます。

この睡眠負債とは、スタンフォード大学睡眠研究所の設立に尽力され、私の恩師でもある故・ウィリアム・C・デメント教授によって提唱されたといわれている概念です。拙著で紹介したこともあり、日本でも広く知られるようになりましたので、ご存じの方も少なくないでしょう。

実は、日本は残念ながら世界でもトップクラスの睡眠負債を抱える国です。この睡眠負債によって大きな経済損失が生まれていることをご存じでしょうか。その額は、15兆円を超えるともいわれています。

睡眠負債とは何かを知っていただくため、1990年代の実験を紹介しましょう。睡眠時間平均7・5時間の成人に、毎日ベッドで14時間過ごしてもらいました。はじめは13時間程度の睡眠で、それが徐々に短くなり、3週間後に平均睡眠時間8・2時間に固定されました。

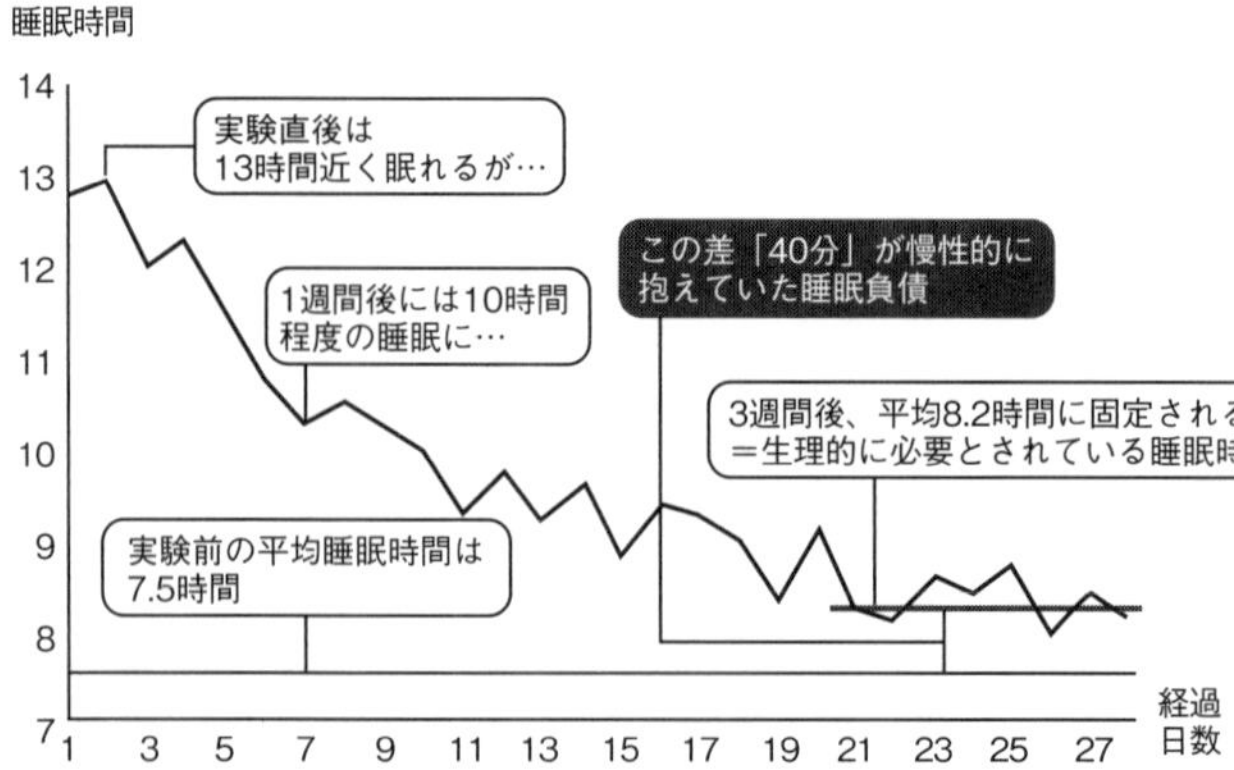
睡眠時間
14
13
12
11
10
9
8
7
実験直後は
13時間近く眠れるが…
1週間後には10時間
程度の睡眠に…
この差「40分」が慢性的に
抱えていた睡眠負債
3週間後、平均8.2時間に固定される
＝生理的に必要とされている睡眠時間
実験前の平均睡眠時間は
7.5時間
1
3
5
7
9
11
13
15
17
19
21
23
25
27
経過
日数

Dement, W.C., Sleep extension: getting as much extra sleep as possible.
Clin Sports Med, 2005. 24(2): p. 251-68,viii.より作成

■毎日好きなだけ寝ても、睡眠負債の返済には3週間かかる

つまり、8・2時間が被験者の生理的に必要な睡眠時間だということです。8・2時間が理想の睡眠時間だとすれば、平均睡眠時間が7・5時間の彼らは、長い間「毎日40分の睡眠負債」を抱えていたことになります。

そして正常な8・2時間に回復するまでには毎日好きなだけ寝ても3週間かかりました。たった40分の睡眠負債を返済するのに3週間もかかるということです。

睡眠不足が続いても、週末にたっぷり寝れば回復できると思い込んでいる人は少なくありません。しかし、**一度たまった睡眠負債をなくすのはとても困難で、週末の寝だめ程度では解消されない**のです。

仮に体の調子がよくなったように感じても、脳の働きやパフォーマンスも同じように回復しているかというと、それには大きな疑

問が残ります。

大人になっても睡眠によって脳が発達する

適切な睡眠は脳の発達とも深い関係があります。

人間は、脳が未発達な状態で生まれてきます。それと比較して、牛は生まれたらすぐ立ち上がりますし、モルモットは目が開きすでに歯もあり活動を始められます。脳が発達した状態で生まれてくるのです。

そういう動物の睡眠は、生まれたときすでにおとな（成獣）の睡眠に近い状態にあります。しかし、**人間は、発達段階に応じた適切な睡眠をとることで徐々に脳が発達していきます**。これを**「脳の可塑性」**と呼びます。脳は刺激に反応した新しい神経回路を作り出し、その過程で不必要な回路を除去しながら大人の脳に発達していきます。

よい眠りは大人の脳の「海馬」の発達にも大きく影響します。詳細は後章でお話ししますが、記憶を司る脳の海馬は大人になっても発達を続ける唯一の場所であることが、多くのエビデンスから証明されているのです。

言い方を変えれば、**大人の脳も眠りによってコンディションを高めれば成長し「頭がよくなる」のです**。反対に量も質も足りない睡眠は、働き盛りや学び盛りの脳にダメージを

●人間のノンレム睡眠・レム睡眠の年齢による変化

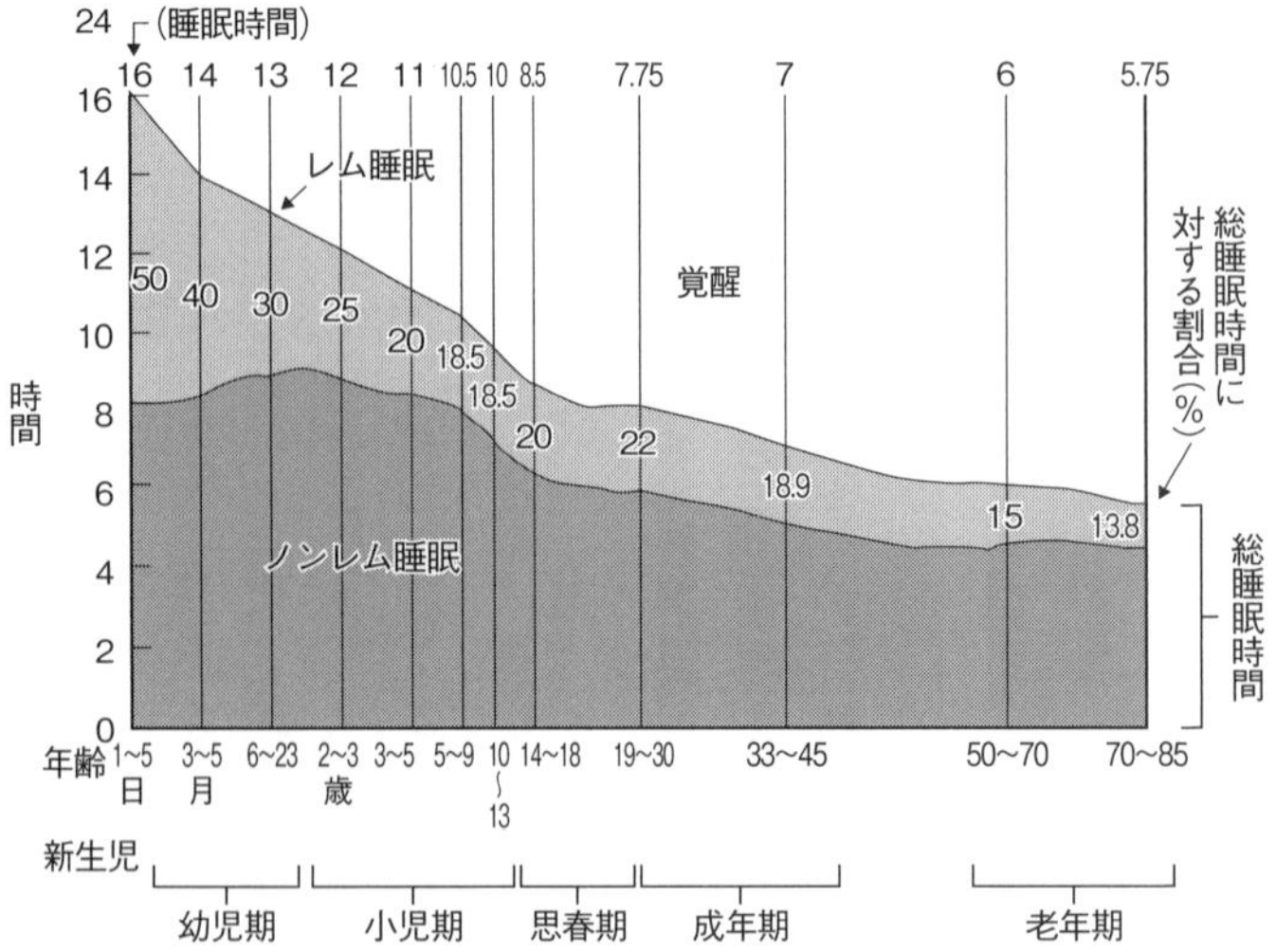

●動物のレム睡眠の年齢による変化

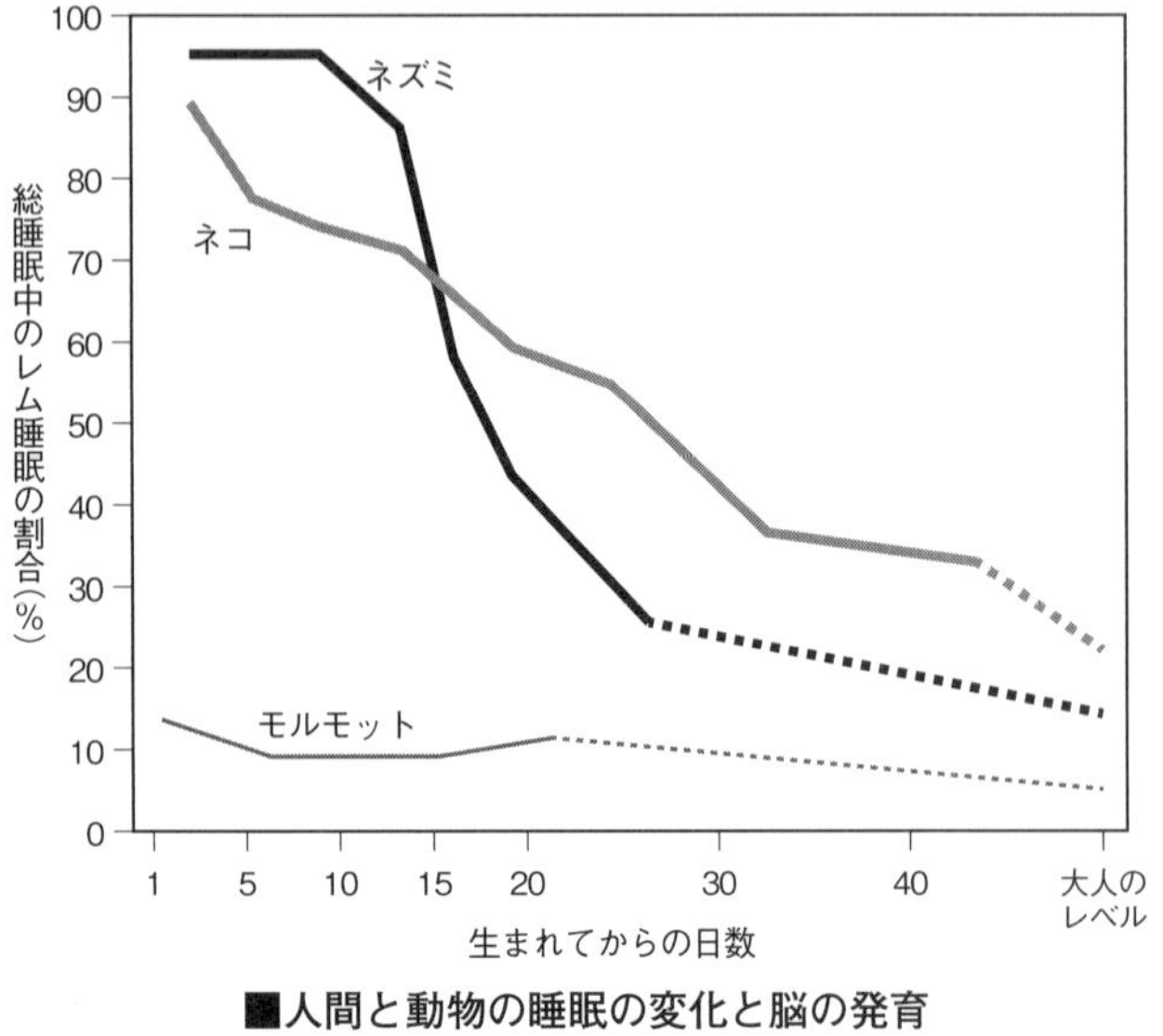

■人間と動物の睡眠の変化と脳の発育

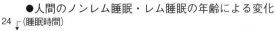

与え、ひいては加齢を早めるリスクも高めるといえるでしょう。

超多忙なときこそ睡眠を「最優先」に

では、どうすれば「頭がよくなる睡眠」を日常で実践していけるのか。本書では具体的な方法を紹介していきますが、まず私がお伝えしたいのは、**生活の中で睡眠の優先順位を上げていく工夫**です。

私たちが元気に生活していくために必要な、さまざまな営みがあります。そのなかで、何よりも睡眠を最優先する心づもりでいると、生活が変わるだけでなく、脳のパフォーマンスにも変化が訪れます。

日本人はことのほか、睡眠を犠牲にしても働く気質がありますが、持てる力を発揮したいのなら、なおさら睡眠に目を向けることが必要です。

私はこれを睡眠による脳のメンテナンスと呼びます。メンテナンスといっても、車や家電ではありませんから、車検や修理に出すわけにはいきませんが、毎日の睡眠に意識を向けるだけでいいのです。

というのも、睡眠には乱れやすい性質があります。これは睡眠というものに、睡眠不足にも寝過ぎにも傾きやすい特性があるということを指しています。逆に考えれば、**メンテ**

ナンスしだいで柔軟な睡眠をよい方向へ調整しやすいともいえます。

週末の寝だめが脳のメンテナンスになると誤解していた人は、普段の睡眠が足りていない可能性がありますので、平日の睡眠を見直しましょう。自分は短時間睡眠でも十分だと思い込んでいる人も、一度自分の睡眠習慣を振り返ってみてください。

就寝時間を毎日少しでも早くする、夜ふかしが続いていないかチェックする、前項目で木田先生が紹介したように**昼間の眠気から睡眠不足をチェックする**ということもメンテナンスの一つです。

脳のパフォーマンスをハイレベルでキープできる睡眠習慣を手に入れていきましょう。

最強の脳をつくる睡眠フレーズ

よい結果には、まずよい睡眠がある。

3

睡眠記録で睡眠パターンを把握する

レコーディングによる「見える化」で睡眠時間が増やせる

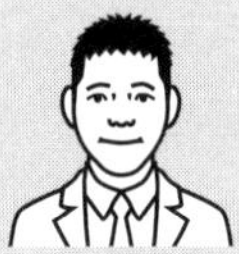

KIDA

あなたはいつ寝ていつ起きていますか？

よい睡眠習慣をつけるのは、忙しい毎日のなかで難しいことと感じられるかもしれません。しかし、実は意外に簡単で、誰でもすぐに実践でき、しかも効果を発揮する方法があります。それは**「睡眠を記録すること」**です。

私が子どもたちの睡眠改善を目指して行ってきたみんいくでは、**「睡眠・朝食調査票」**（以下、睡眠調査票）を活用しています。これは、寝た時間を黒く塗りつぶして、自分の睡眠を確認してもらい、体質や生活状況に合った睡眠の課題を考えていくために欠かせないツールです。

睡眠調査票は、時間軸の左端が0時、右端が24時になっていて、就寝時間から起床時間までのマス目を塗りつぶせば、毎日の睡眠時間が一目瞭然になります。

実践調査を重ねるうちに、子どもたちによく見られる「睡眠のタイプ」が見えてきました。さらに、大人の睡眠相談も行うようになると、それらのタイプは成人にもよく見られるもので、現代人に多い睡眠パターンであることがわかってきました。

ここで代表的な睡眠パターンを紹介したいと思います。あなたの睡眠はどのタイプに近いでしょうか。

現代人に多い睡眠パターン

【夜ふかしタイプ】

寝る寸前までスマホを見たり、ゲームをしたりしていて、寝る時間が遅くなるタイプです。**入眠時間がズルズルと後ろへずれやすく、結果的に朝の目覚めが悪くなりがち**で、子どもたちに最も多く見られます。

ついつい寝る前にあれこれやっていて、気づいたらもう深夜1時というのは、大人にもよくあることでしょう。その場合、睡眠調査票の右端の最後のマス（23時から24時）は塗りつぶされず白のままで、左端の最初のマス（深夜0時）も白です。

左図は、右端に黒よりも白が多く、左端にもときどき白がある状態ですから、夜ふかしが習慣になっていることがわかります。

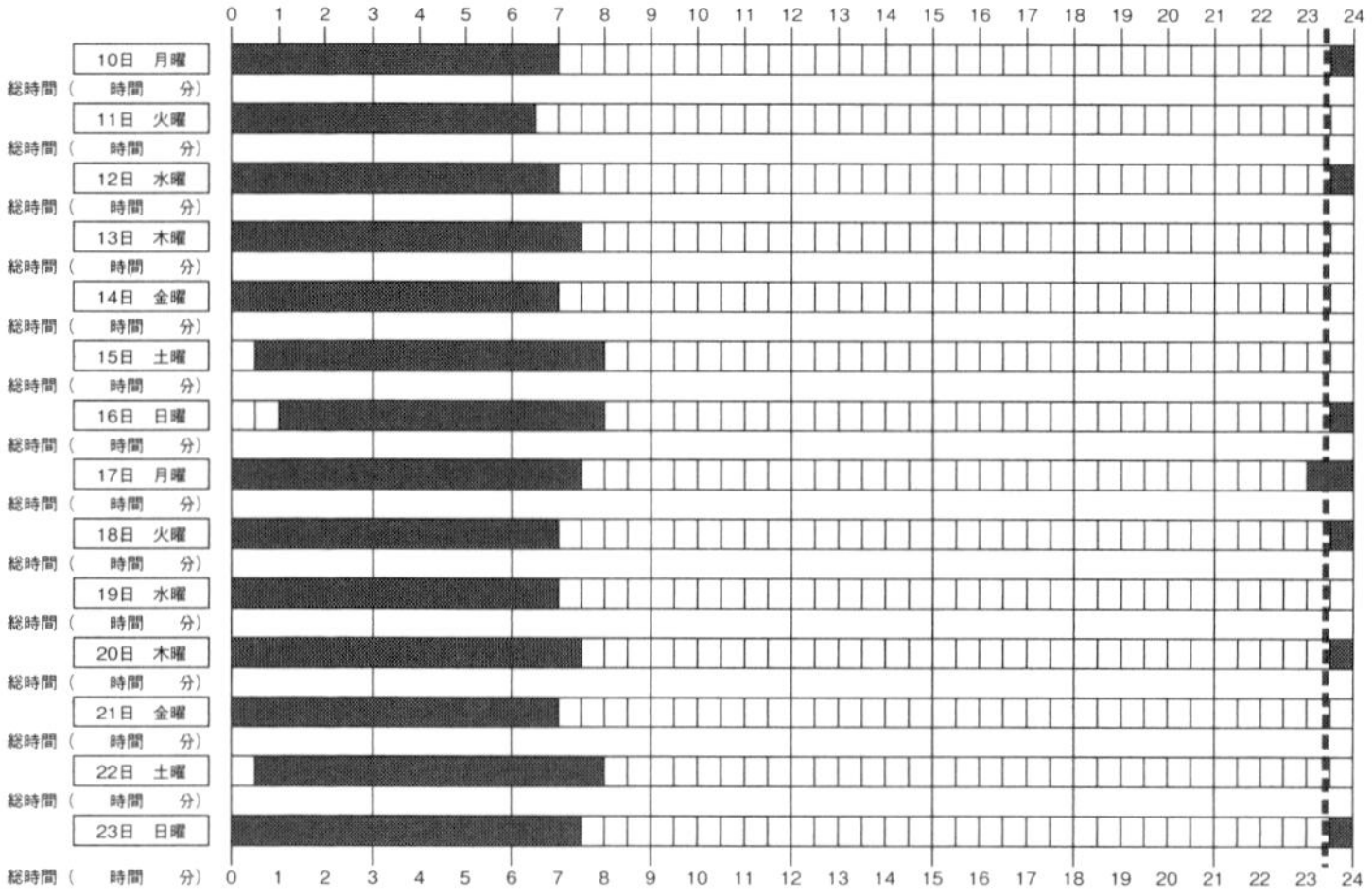

■夜ふかしタイプ

このように、睡眠調査票によって毎日の睡眠を可視化することができます。

【土日に寝過ぎタイプ】

子どもにも大人にも多いのが、平日の疲れを週末の長い睡眠でとろうとする【土日に寝過ぎタイプ】。いわゆる**寝だめが習慣になっているタイプ**です。西野先生が前項目でおっしゃっているように、週末にたっぷり寝ても睡眠貯金ができるわけではないのですが、たくさん眠れば疲れがとれるのではないかという認識で、昼過ぎまで眠るのが習慣になっている人も少なくありません。

この習慣が、**月曜のスタートダッシュの足かせになっている**場合があります。また、子どもの場合は、大人の生活習慣に引きずられてしまう傾向が否めません。

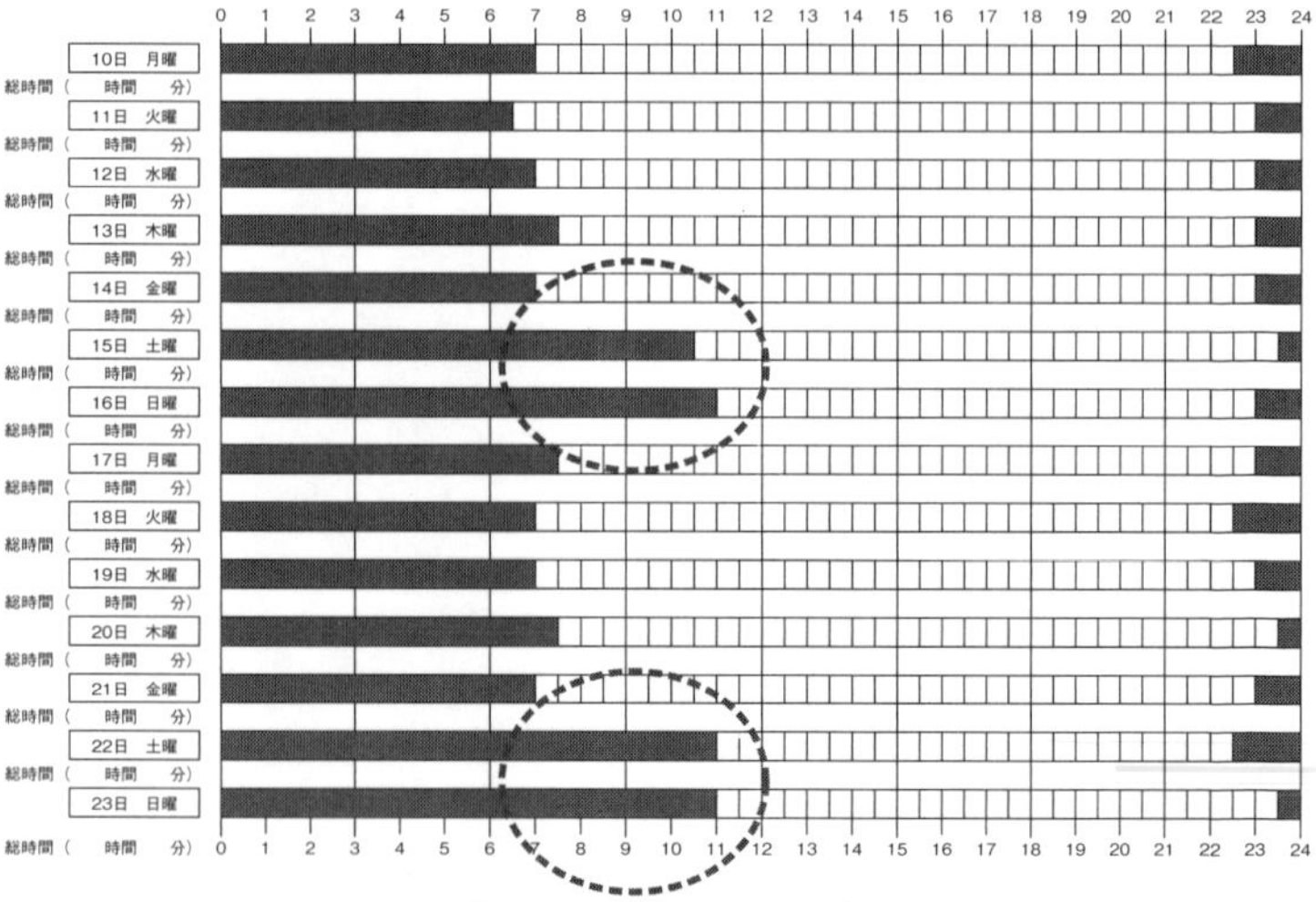

■土日に寝過ぎタイプ

【中途覚醒タイプ】

睡眠の途中で目が覚めてしまう【中途覚醒タイプ】は、まさに自分のことだと実感される方も多いのではないでしょうか。中途覚醒は、ある程度の年齢になると、ごく自然に起こる現象ですのであまり気にする必要はありません。

ただ、一度覚醒したら寝つけない状態が続く場合は、知らず知らずのうちに不安や心配事を抱えている可能性も考えられます。メンタルのパワーダウンが、日々の脳のパフォーマンスを低下させるリスクもあります。

このほかにも、毎日の就寝時間がバラバラな**【不規則な睡眠タイプ】**、夕方や帰宅後につい仮眠をとってしまい就寝時間が後ろへずれがちな**【昼寝補充タイプ】**、就寝が遅いう

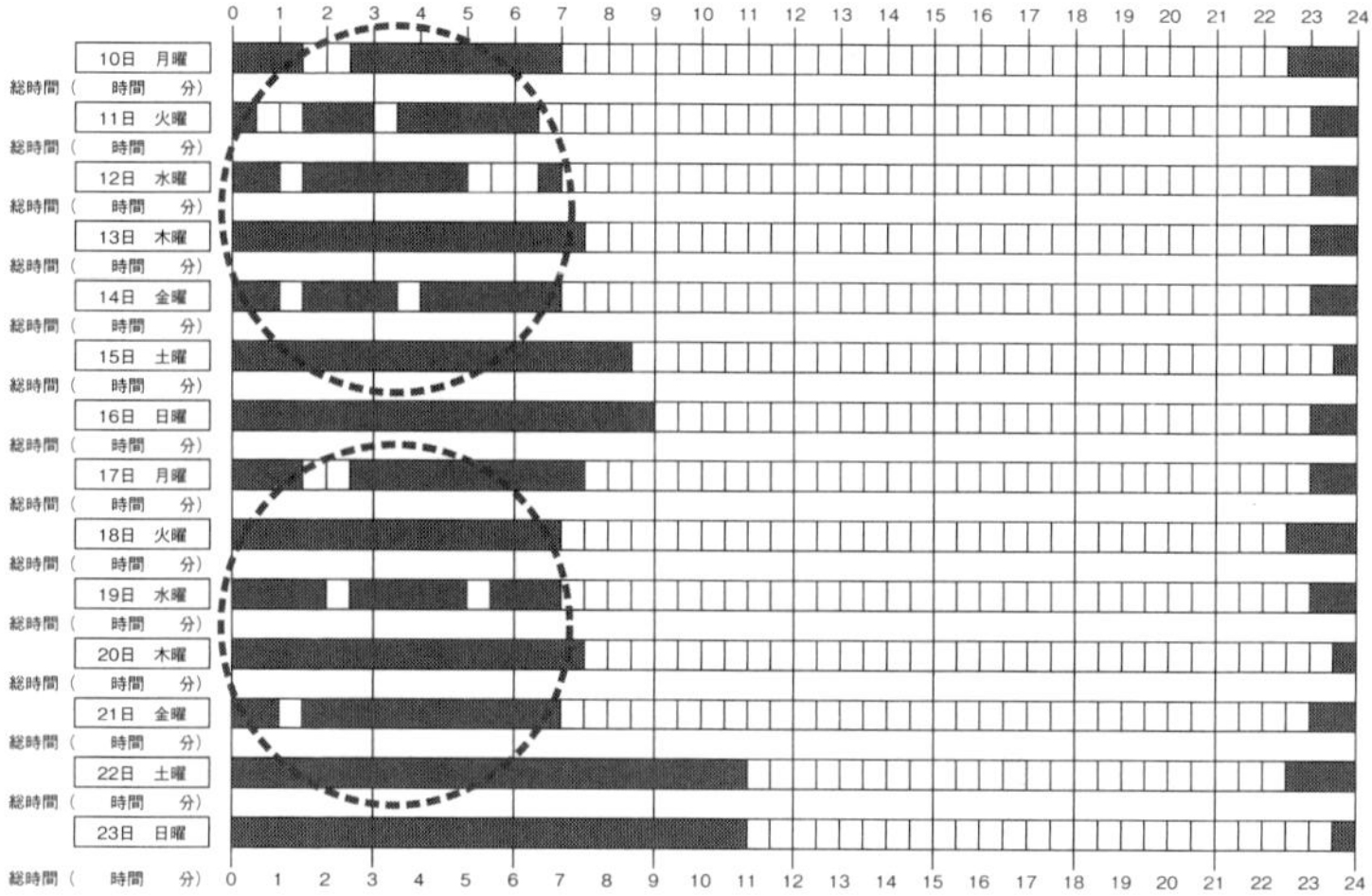

■中途覚醒タイプ

えに睡眠時間が非常に短い、いわゆるショートスリーパーの**【短時間睡眠タイプ】**なども、現代人によく見られる睡眠パターンです。

記録で「自分の眠り」が一目瞭然

睡眠改善のための取り組みを大人と子どもが力を合わせて行うみんいくは、全校生徒対象の「睡眠朝食調査」、個別の「みんいく面談」（保護者とも連携）、全校生徒対象の「みんいく授業」（睡眠の振り返り、睡眠知識の習得、目標設定など）を柱に実践します。私がみんいくに取り組んだのは、当時の勤務中学校でした。

子どもたちは睡眠調査票に書き込んでみてはじめて、自分の睡眠の状態を知ります。こうして毎日の睡眠を記録してみると、当人が思っているほど睡眠時間がとれていなかったり、布団に入っている時間は長くても寝つくのに時間がかかっているなど、自分の「眠り」の問題が見えてきます。

「早く寝なさい」と言うだけでは子どもの心に響きにくいのですが、睡眠調査票の右端と左端のマス目に白が続く状態を一緒に見ながら、「もう少し早く寝て、両端が黒になるといいね」と言うと、子どもにも伝わりやすくなります。たとえたまたまその日だけだったとしても、早く寝て睡眠調査票の両端を黒に塗りつぶせたらうれしくなり、また今日も黒く塗れるように早く寝てみようかと行動が変わっていくのです。

そうやってほんの少し行動を変えてみて、睡眠調査票の両端が安定的に黒く塗りつぶされた理想的な状態が続いたタイミングで、朝起きたらものすごく気分がよかったり、1時間目から勉強に集中できたということが起こったとします。そんなとき、**「睡眠って大事なんだな」と実感して、睡眠に意識が向くようになります。**

「この日は寝ている途中で二度起きてるんだね、何かいつもと違ったの?」などと問いかけることがきっかけでコミュニケーションが生まれ、子どもの不安や緊張の原因が見えてくることもあります。教師が学校で接しているだけでは察知できない**「睡眠のリアル」と「脳と心のリアル」までもが、睡眠を記録することから見えてくる**のです。

入眠時間と起床時間を手帳に記すだけでもいい

毎日忙しいみなさんには、睡眠調査票の記入は面倒に感じられるかもしれませんね。

以前、食べたものを記録するレコーディングダイエットが話題になりましたが、この方法も食生活の可視化です。記録することで、「意外に食べているな」「このままではヤバイ……！」という意識が働き、無理なく痩せられるという方法でした。

ラーメンや焼き肉など高カロリーのものを夜遅い時間に食べていたり、無意識のうちにお菓子を口に放り込んでいるなど、自分の食生活を**「見える化」**することで体重増加の理由が一目瞭然になります。

記録すること、可視化することは、生活習慣を見直し、変えるための大きなきっかけになるのです。睡眠習慣についてもダイエットと同様に、「見える化」がカギになります。

睡眠を記録する際のポイントはシンプルで、**いつ寝ているのか、何時に起きているのか**、まずはこの二つです。みんいくで使用している睡眠調査票の大人向けアレンジ版を巻末に掲載しましたので、ぜひ活用してみてください（P196）。

今日からSTART!

◎自分の睡眠を見直してみる
◎入眠時間と起床時間を手帳に記す
◎大人向け「睡眠調査票」を活用する
◎自分の睡眠パターンを（睡眠調査票を参考に）知る
◎最低でも2週間は記録し、1週間単位での変化に注目してみる

4

最初の90分を深くしっかり眠る

脳の中の情報を整理し、記憶力をアップさせる眠り方

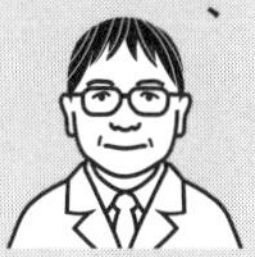

NISHINO

睡眠中に大きくなる「記憶の港」

「頭がよい」――ということの一つの要素として挙げられるのが記憶力でしょう。

私がスタンフォード大学精神科睡眠研究所に留学し、突然眠りに落ちてしまう過眠症「ナルコレプシー」の原因究明に力を注ぎ始めたのが１９８７年。当時からこれまで、実に多様な睡眠のメカニズムが解明され、睡眠と記憶力の関係についても数々の研究が積み重ねられてきました。

私が睡眠について学び研究を始めた30年ほど前は、脳の神経細胞は一度分裂したらもうそれ以上は変化しないというのが通説でした。ところが、脳科学分野の研究により、記憶形成や定着に不可欠な脳の重要な役割を担うのが**「海馬」**という部位で、その海馬は脳内で唯一、細胞分裂を続ける神経細胞であることが明らかになりました。

それが25年ほど前のことです。とくに記憶や認知症とのかかわりについて言及されたことで、海馬の働きが注目されるようになりました。そして、睡眠研究の分野においても、実にさまざまな研究が行われてきたのです。

海馬は、脳の奥深くに存在する大脳辺縁系にあります。大脳辺縁系とは、記憶、情動の表出、意欲などに関与している複数の部位の総称で、そのなかで海馬は、記憶のうちでもとくに短期記憶と呼ばれる一時的な記憶の保存作業を担っています。新しい記憶は、いわば記憶の玄関口であり「記憶の港」である海馬を通じて、次の目的地（長期記憶・消去）へ出発していきます。

海馬は睡眠時間によって大きさが変わるということが、これまでの研究でわかっています。海馬の大きさは海馬の働きに直結していて、記憶の港のたとえでいえば、港が大きくなればその分一度に多くの情報を留めることができます。逆に、港が小さくなっていけば、それだけ港に入る情報が少なくなり仕事や勉強のパフォーマンスに影響が及ぶのです。

この海馬の働きに深く関係するのが睡眠です。

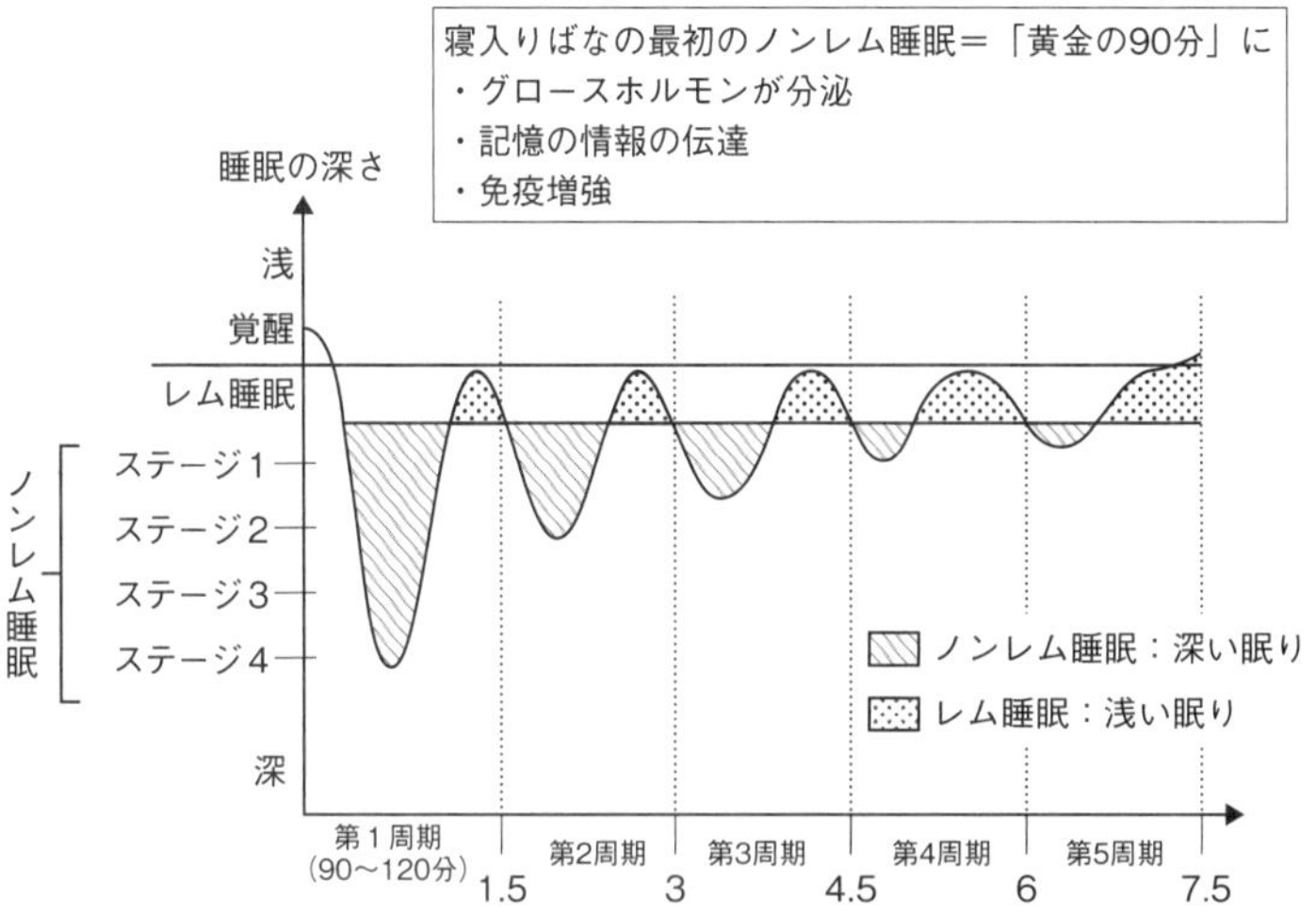

■睡眠周期（sleep cycle）／レム睡眠とノンレム睡眠

頭がよくなる睡眠とは

海馬の働きを高め、記憶の港を大きくする睡眠に大きくかかわるのが眠りの質です。ここで簡単に、睡眠のメカニズムについてお話しします。

眠りには、**ノンレム睡眠**（脳も体も休息している状態）と**レム睡眠**（脳は活動していて体が休息している状態）との2種類があり、寝ついた後にすぐ訪れるのがノンレム睡眠です。

最初の約90分間持続するノンレム睡眠が、睡眠全体のなかで最も深い眠りで、細胞の増殖や新陳代謝の促進、アンチエイジング効果などに影響する**グロースホルモン（成長ホルモン）もこの入眠直後のノンレム睡眠中に分泌されます。**そして、このとき、海馬から大脳皮質への情報の移動と保存が行われていることも、近年の研究から明らかになりました。

この**最初の深いノンレム睡眠は、まさに「黄金の90分」**と呼ぶべきものです。

質のよい睡眠をひと言でいえば、最初の90分間でしっかりと深い睡眠を得ることです。そうすれば、記憶力だけでなく、日々の仕事や勉強の精度を上げる集中力や思考力などにもよい影響が及ぶでしょう。

レム睡眠中に海馬の周辺で起きていること

海馬は、さまざまな角度から研究されています。その一つが、**「レム睡眠中に海馬で新しい神経回路の形成がなされ、脳の発育がうながされている」**という仮説です。

人間の発育段階には睡眠がたいせつで、とくにレム睡眠が特別な役割を担っている可能性があります。胎児が母親のお腹の中で足で蹴るような動きをすることがありますが、それを「ぴくつく睡眠」と呼び、胎児がレム睡眠のときに体が「ぴくぴく」と反応しているととらえている研究者もいます。

胎児の発育段階には、外部や内部からの刺激に反応してさまざまな神経回路が形成されますが、そのとき脳内では神経の突起のようなものが伸びていて、さらに不必要なものは除かれ脳が形成されていきます。これはP23でもふれた「脳の可塑性」によるものです。

人間のように、生まれたときに脳がまだ十分に発達していない種では、新生児や発育段階時のレム睡眠中も、脳内では同じようなことが起きています。ですから、小児の発育段階において、睡眠のなかでもレム睡眠が新しい神経回路の形成と深いかかわりがあるのは確かなのですが、それがそのまま大人にも当てはまるかといえば、その点はまだ解明されておらずまさに研究の最中にあります。

近年はノンレム睡眠の研究にも注目が集まっていますが、レム睡眠の発見直後から、レム睡眠の研究はさかんに行われており、レム睡眠が記憶の整理や定着に関与していることは、多くの実験から明らかになっていました。

脳での可視化の技術も進み、2015年に、**レム睡眠と「脳の可塑性」**に関する次のような実験結果が発表されました。マウスの睡眠中の神経伝達と結合の変化を観察した実験です。

海馬の情報伝達は、神経細胞の樹状突起から飛び出す**「スパイン」**と呼ばれる「棘」のような細胞突起によって行われています。樹状突起とは、神経細胞の一部で、外部からの刺激や情報などを受け取るために、細胞体からまさに樹木の枝のように枝分かれした複数の突起を指します。

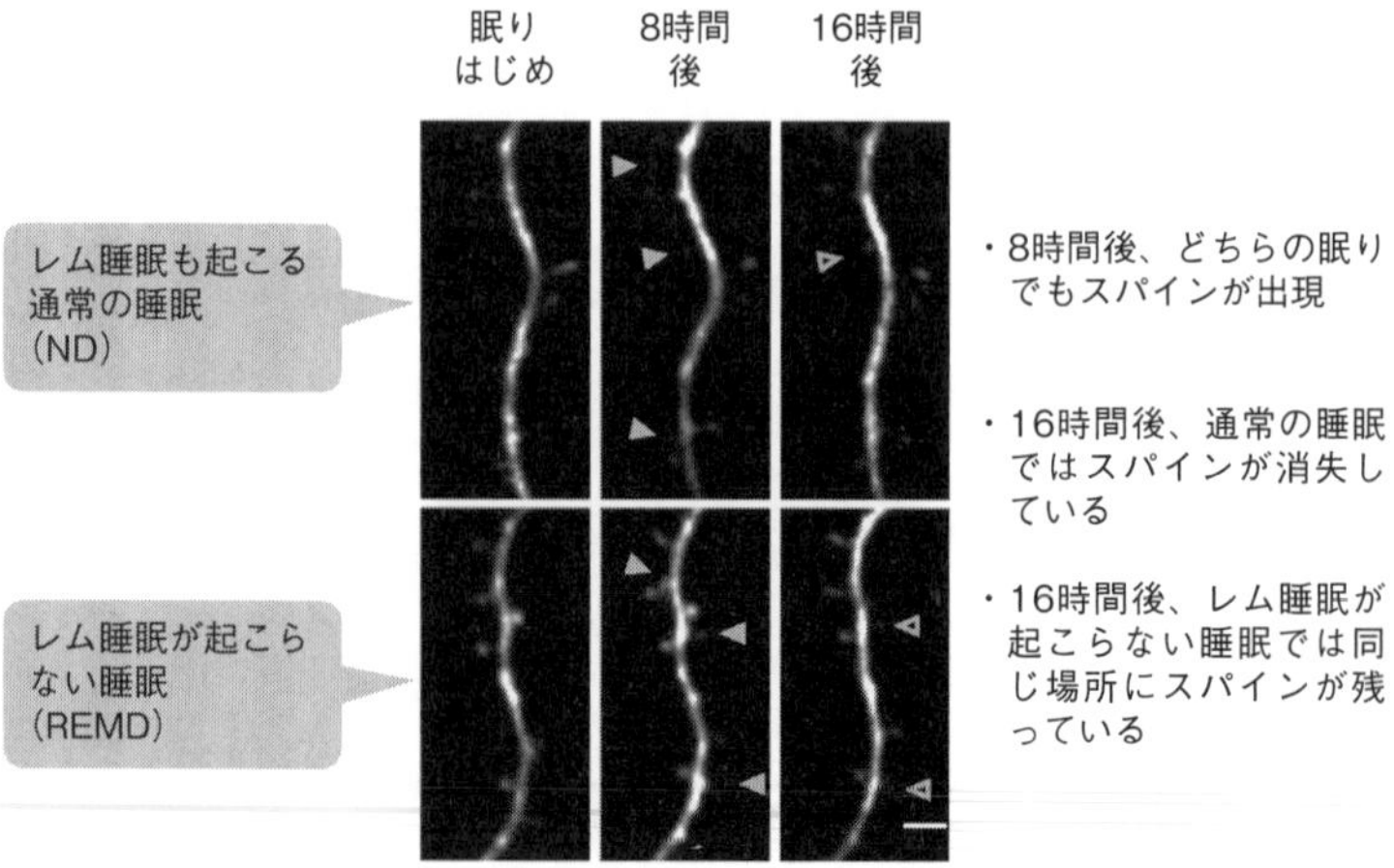

・8時間後、どちらの眠りでもスパインが出現
・16時間後、通常の睡眠ではスパインが消失している
・16時間後、レム睡眠が起こらない睡眠では同じ場所にスパインが残っている

■レム睡眠中とレム睡眠が起こらない睡眠中の実験画像

図の下画像「REMD」は、レム睡眠だけを選択的に起こらないようにしています。上画像の「ND」は、何も操作を加えていません。

8時間後の画像では、どちらにもスパイン（▲印）が飛び出している箇所が複数あります。16時間後を見てみると、上画像「ND」では、スパインが消失しています（△印）が、「REMD」の操作をするとスパインの消失が遅くなり、下画像のように、16時間経ってもスパインがたくさん残っています。

スパインはレム睡眠中に形成されることが多いのですが、これらの画像から、まるで樹木の枝葉を切りそろえて「剪定」するかのように、**一度できたスパインを除去したり、必要なものを残したりする役割もレム睡眠が担っている**ことがわかってきたのです。

この実験によって、神経細胞の組織変化が可視化されたことは、大きな進展でした。また、8時間や16時間といった長いスパンで睡眠中の脳の様子を観察したことも、この実験の画期的な点です。

寝入りばなの90分、ノンレム睡眠の深い眠りがまず海馬から大脳皮質への情報の移動や保存を助け、その深い眠りから切り替わったレム睡眠中には脳内の情報伝達を司るスパインの最適化を行う――そうした睡眠中の脳内の働きは、残念ながら私たちの目に見えるものではありません。しかし、起床時の頭のスッキリ具合や気分の良し悪しにストレートに表れるものです。

だからこそ、私たちは意識的に眠りにかかわり、改善する姿勢を忘れてはいけないのです。「最近、仕事の効率が悪い」「年齢には勝てないな」などと嘆いている方こそ、少し睡眠への意識を変え、最初の90分をしっかり眠る習慣をつけていただきたいと思います。

最強の脳をつくる睡眠フレーズ

眠りの最初に訪れるノンレム睡眠は、生命の源「黄金の90分」。

5

7時間睡眠＋15分昼寝

ベストな眠りとパワーナップで脳の力は最大化する

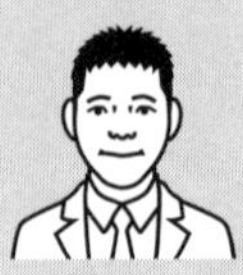

KIDA

寝る人は伸びる

人間が営む社会生活、たとえば仕事や学業はもちろん、人間関係、家庭生活、習い事などは、すべて記憶という作業がベースになっています。

みんいくの話をしているなかで、「これからの時代はパソコンやインターネットがあるしＡＩも進化するから、人間に記憶は必要ないんじゃないか（だから勉強しなくていい）」などと言う子がいますが、そんなことはないでしょう。

確かに高校や大学入試などでは、単に知識（記憶）を問うだけの問題は減少傾向にあり、知識を活用・応用して考える力を問う問題が増える傾向にありますが、知識のベースがなければ考える力は育たないでしょう。どれだけＩＣＴが発達しても、人間の社会生活において記憶力の重要性は変わりません。

数多くの研究によって、**よい睡眠が記憶の向上をもたらす**ことが科学的に証明されています。そのなかで、睡眠と学力や知性の関係に関する興味深い研究を紹介します。

その実験の対象者は、数百組の一卵性双生児です。顔などの容姿だけでなく、行動においても似ている点が多い一卵性ですが、対象者のなかで睡眠時間が異なる双子に焦点を合わせ、幼少期から数十年追跡調査をしました。

10歳になった時点での結果は、双子の睡眠時間の長い子は、短い子に比べて知性と学力がかなり優れているというものでした。もちろん、一卵性であっても生まれ持った能力や才能に違いはあると考えられますが、追跡調査の結果から、統計的有意に睡眠時間と知性や学力には相関関係があるといえます。

つまり、もともとの能力や才能だけにかかわらず、睡眠時間を適切にとっている子どもが知性や学力を伸ばしていけるということです。

記憶力を高める眠り方

私は、子どもから大人までさまざまな方に睡眠面談を行ったり、講演やセミナーなどで睡眠のたいせつさを伝えていますが、睡眠時間があまりとれない受験生やビジネスパーソンにおすすめしているのが**「7h＋プチ昼寝」**です。

これは、毎日必ず7時間寝て昼寝をすべし、という意味ではありません。できれば7時間の睡眠をとりましょう。もし7時間確保できなくても、あるいは、7時間寝るつもりで寝床に入ったのに寝つけなくてもあまり気にせずに、昼寝すればいいやくらいに思っておきましょう。会社員だから昼寝など無理という人は、3分間静かに目をつぶるだけでもオーケー！駆け足で説明すると、こんな感じです。

なぜ「7h＋プチ昼寝」なのか。それは、**睡眠中の記憶の整理にかかわる「睡眠紡錘波」の出現が最も増えるのは、明け方の時間帯で、睡眠後6〜7時間後**だからです。

最新の睡眠研究の成果をひもとくと、睡眠紡錘波は睡眠周期におけるノンレム睡眠のステージ2で出現する特有の脳波で、記憶と関連した脳の可塑性のプロセスにかかわっているといわれています。

海馬と長期記憶を司る大脳新皮質の間を行ったり来たりする睡眠紡錘波の働きによって、朝になると海馬にあった記憶の大部分が大脳新皮質に移動し、海馬の容量に余裕ができます。これは、脳が十分な休息によって整い、回復した状態といえます。何時間寝れば脳が回復するのかは人によって異なりますが、多くの人に共通していえるのが7時間という目安だといわれているのです。

日頃の就寝時間が深夜で、睡眠時間が5〜6時間を切る睡眠不足が慢性化していると、この睡眠紡錘波がしっかり出ていない可能性があります。睡眠紡錘波の出現が少ないと、前日の記憶が整理されないまま記憶の港を占領しているため、今日新しくやってきた記憶が港に入ることができない状態になってしまいます。「疲れが残って、頭が働かない」というのは、こういう脳の状態を指すのです。

パワーナップが一日の脳のパワーを支える

脳科学によれば、**起床後2~3時間は、夜の睡眠によって記憶が整理されており、さらに脳がリフレッシュされているため、脳のパフォーマンスが一日で最も高い時間帯**だそうです。7時間睡眠をしっかりとれれば、起床後のパフォーマンスに大いに期待ができます。

その後、脳の働きは一日を通して右肩下がりになっていきます。ですから、最高の脳の状態で仕事や勉強に臨み、最大限に集中力を発揮したいなら、重要なタスクは一日のなかでも前半に行い、逆に後半になれば、あまり集中力を必要としない単純作業に充てるのが適しています。

しかし、自分自身を振り返ってみても、午前も午後も集中力や判断力、思考力を必要とする仕事に追われているのが現実です。そこで一日のなかで右肩下がりになる**脳のパワーを回復させるのに大きな力を発揮してくれるのが昼寝**です。

昼寝が日中のパフォーマンスを向上させるという科学的なデータが多数出てきていることから、昼寝（ナップ）とパワーアップを合わせた、「パワーナップ」という言葉が海外のビジネスパーソンにも浸透しています。

厚生労働省が示した「健康づくりのための睡眠指針」（2014年）でも、「午後の眠気による仕事の問題を改善するのに昼寝が役立ちます。午後の早い時刻に30分以内の短い昼寝をすることが、眠気による作業能率の改善に効果的です」と、昼寝の重要性が明記されています。

目を閉じてリラックスするだけでも昼寝効果あり

では、適切な昼寝とはどのようなものでしょうか。大前提として、「夜の睡眠を邪魔しない」ということが挙げられます。

昼寝は集中力を向上させるのに有効ですが、夜の睡眠の代わりにはなりません。昼寝では、夜の睡眠中に大量に分泌されるグロースホルモン（成長ホルモン）や夜の睡眠を促すホルモンであるメラトニンの分泌はほとんど起こりませんし、記憶、情緒の安定、論理的思考といった高度な脳機能を回復させることもありません。

昼寝はあくまで、一時的に眠気を解消し、集中力を高める補助的な睡眠です。「7時間睡眠＋プチ昼寝」を意識して、まずは夜の睡眠時間を確保することが基本となります。

夜の睡眠を邪魔しない昼寝のポイントは、「午後3時まで」「20分程度」の二つです。

人間の体内時計では、午前2～3時に一日でいちばん強い眠気が発生し、その次に眠気が発生するのは午後2～3時、いわゆる昼食後です。このタイミングで行うと昼寝は効果的です。午後3時以降になると、夜の睡眠時の寝つきが悪くなったり、睡眠の質が落ちる原因になります。

30分以上の昼寝は、深い睡眠（ノンレム睡眠のステージ3、4　P37参照）に入ってしまうため、夜の睡眠の質を下げてしまいます。

20分程度では眠ることはできないという方がいると思いますが、**目を閉じて机に伏せ、静かに過ごすだけでも効果が得られます**。その効果は、目薬やマッサージ以上だといわれています。

目と脳は脳神経によって直結していて、脳が処理する情報の8～9割以上が視覚を通して集められており、その目を休ませることは、疲れた脳にも休息をもたらします。

普段、目を開けているときは、周波数の高い活動的なベータ波が出ていますが、目を閉じるとリラックス時に出るアルファ波が出始め、脳波にも変化が現れます。

昼寝をするのに理想的なのは、一人になれるような空間で、目を閉じても安全で静かな場所です。**人が入ってこない会議室や教室などの空き部屋を利用し、電気を消して過ごし**

ましょう。それが難しい場合は、耳栓やアイマスクで情報を遮断し、五感を使わないようにします。

また、昼寝の効果をさらに上げるコツとして、直前にカフェインをとっておく方法があります。カフェインの覚醒作用は30分後に効き始めるので、昼寝が終わる頃にちょうど覚醒作用が働き、頭がスッキリした状態で仕事や勉強に臨めます。

アラームを利用すれば、寝過ぎることもなく安心して眠れるでしょう。

「7時間睡眠＋15分昼寝」を目安にしつつ、「昨日は寝不足だった」「今日は疲れている」と感じたときは、さらに積極的に昼寝をすることで一日を通して脳のハイパフォーマンスを保つことができます。

今日からSTART!

- 一日の睡眠は「7h＋プチ昼寝」を目安にする
- 昼寝は午後3時までに30分以内
- 五感を使わないようにする、情報を遮断する、目を閉じて机に伏せるなどの方法で脳を休ませる
- 仮眠は、人が来ない会議室や空き教室で電気をつけずに

十分な睡眠時間を確保できなかった日は、「昼寝すれば大丈夫」と気楽に構える

6

プレゼンや試験前日に睡眠を削らない

記憶力をよくしたいなら「覚えてすぐ寝る」が有効

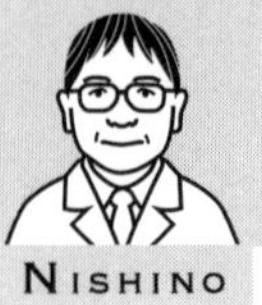

学習後に眠らなければ記憶の定着は行われない

大事なプレゼンや会議、昇進試験、学校のテストなどの前日、睡眠を削ってがんばる人は少なくないと思います。いわゆる徹夜の一夜漬けで臨んだ経験がある人もいることでしょう。

記憶と睡眠にはどんな関係があるのか。その関係の深さをさらにお伝えするため、代表的なマウス実験を一つご紹介しましょう。

実験の1日目、床がツルツルの材質の箱に探索用の物体を置き、マウスを自由に探索させます。これを学習期間（10分）とします。その後、マウスをホームケージに戻して24時間おき、これを休息期間とします。

2日目は、箱の床の半分を前日と同じツルツルの材質、半分を新しいデコボコの材質に

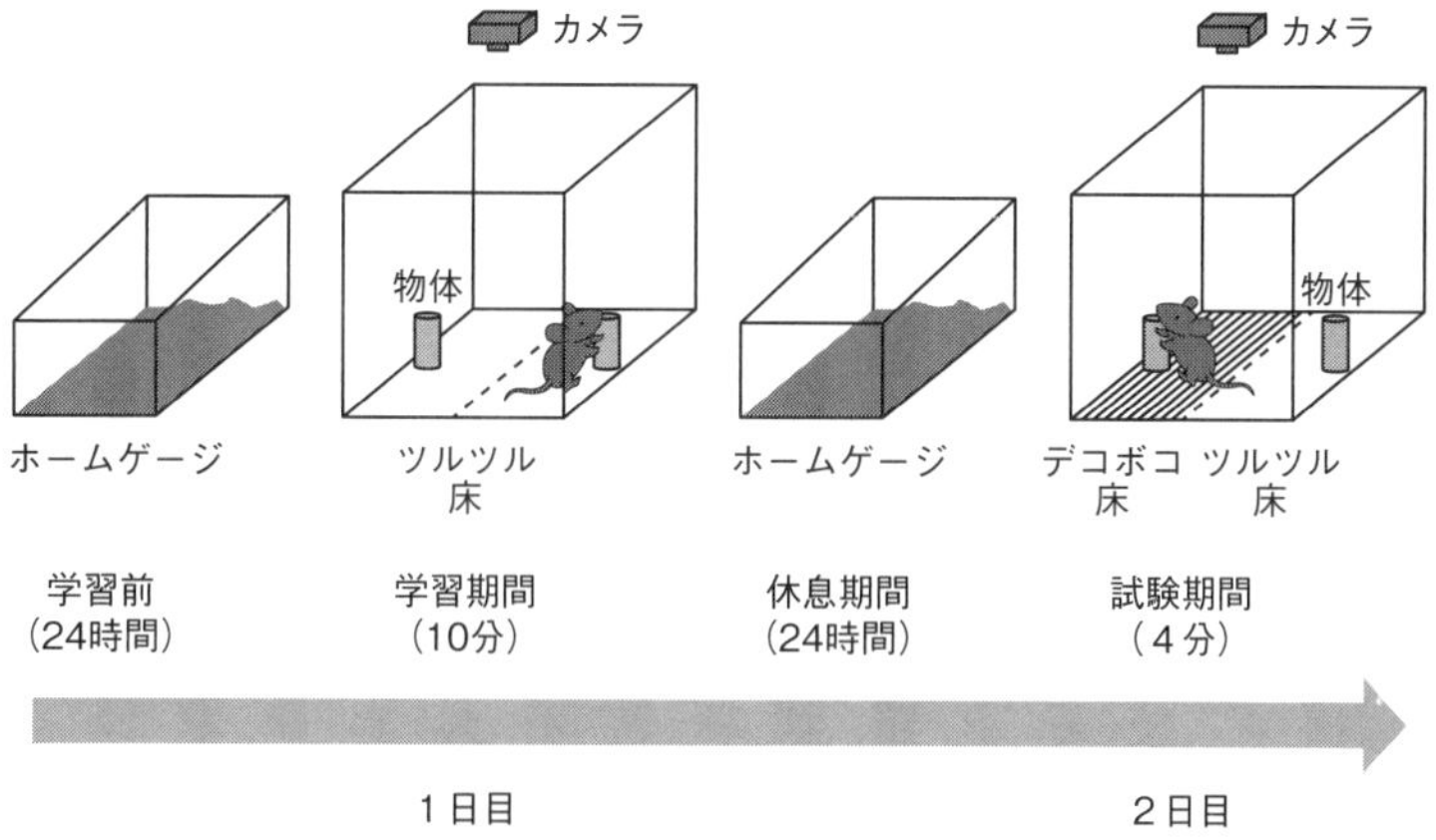

■学習直後の睡眠が記憶の定着には必要

し、前日と同じ物体を置き、自由に探索させます。これを試験期間（4分）とします。

するとマウスは、2日目はツルツル床に置かれた物体よりも、初めて触れるデコボコ床に置かれたオブジェクトをより長い時間にわたって探索するという結果が出ました。これは、マウスの新しい環境を好んで探索するという性質に由来すると考えられます。デコボコ床に長く滞在したのは、前日に経験したツルツル床の質感を記憶したうえでの、デコボコ床という新しい質感への「選好性」によるのです。

マウスのこのような知覚記憶をベースに、睡眠が記憶の定着に不可欠であるかどうかが調べられました。

1日目にツルツル床を探索させた後の休息中、マウスのゲージを揺らして学習直後から

1時間にわたり断眠させると、2日目のデコボコ床への「選好性」は低下しました。他方、学習直後から6～7時間後に断眠させた場合は、断眠させないケースと変わらず、デコボコ床への「選好性」が見られました。

つまり、1日目のツルツル床の学習が断眠によって定着しなかったため、2日目にツルツル床とは異なる質感のデコボコ床を選ぶという行動が起こらなかったのです。このことは、**学習直後の睡眠が、記憶の定着には必要である**ことを示しています。

人間の記憶と睡眠の関係もこれと同じで、**覚えたことや理解したことをできるだけ脳に留めて発揮したいならば、その前夜こそしっかり睡眠をとるべき**です。大事なプレゼンや試験前夜の睡眠のたいせつさは、睡眠研究の世界においては常識といえます。

ピンチのときこそ睡眠をスケジュールに組み込む

実は、ここまではこれまでも数々の実験で明らかになっていましたが、このマウス実験が重要なのは、**記憶の定着が脳の3つの状態、つまり「覚醒時」「ノンレム睡眠」「レム睡眠」のうちのどの状態のときに起こるのか**を調べた点にあります。

記憶には時間的に見て、**獲得**、**固定**、**再生**の3つの段階があると考えられています。

起きている間に得た外界の情報は脳へと伝わり、知覚体験されます。脳で最初に情報を受け取る領域を下位脳（専門的には第一体性感覚野。運動感覚に関する情報を処理し、関連する脳の部位に出力する領域）と呼びますが、この下位脳からのボトムアップにより、知覚された情報は複雑な情報処理をする上位脳（脳の第二運動野。運動のコントロールに関与する領域）に伝わります。

さらに、知覚学習により上位脳から下位脳へトップダウン方向の情報の連絡が強化され、自由に想起できる記憶として固定されます。

この実験では、ツルツル床を学習した直後のマウスのノンレム睡眠時に、上位脳から下位脳への神経伝達を意図的にブロックしました。すると、記憶の定着は見られませんでした。しかし、学習6～7時間後のノンレム睡眠時に同じように神経伝達をブロックした場合は、記憶の定着には影響が出なかったのです。

このことから、**記憶の定着は、脳の覚醒時、ノンレム睡眠中、レム睡眠中の3つの脳の状態のうち、とくに学習直後の睡眠のノンレム睡眠時に行われる**ことがはっきりしたわけです。

記憶の定着には種々の過程があり、初期の研究ではレム睡眠が学習・記憶促進に重要であると報告されましたが、この実験も含めた近年の研究により、記憶の定着にはノンレム睡眠の強い関与も明らかになってきたのです。

取り組まなければならない課題があるときでもしっかり睡眠をとれるようにするには、

常に作業の優先順位を頭に入れつつ、個々の作業にかかる時間を把握しておくことでしょう。そして、そのなかに睡眠のスケジュールを必ず組み込んでいくことがたいせつです。懸命に勉強やプレゼン準備に取り組んでも、その直後に十分なノンレム睡眠をとらなければ記憶は定着しません。**時間が足りないピンチのときこそ睡眠は決しておざなりにせず、削らない**。そういう発想の転換が、逆に作業の効率を上げてくれます。

最強の脳をつくる睡眠フレーズ

一夜漬けで翌日の試験をこなしても、受験突破に役立つ力は養われない。

7

就寝前タスクを減らす

夜の習慣を変えるのが
記憶力を高める早道

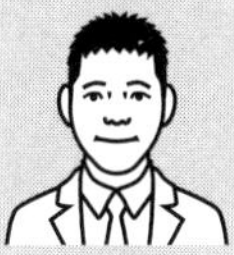

就寝前は「記憶のゴールデンタイム」

睡眠面談で学生に、記憶の定着には学習直後の睡眠が必要だという話をすると、寝る1時間前に記憶を必要とする教科の勉強に取り組むようになります。しかし、同じように就寝1時間前に勉強しているにもかかわらず、成果が表れる学生と、いまひとつ成果が表れない学生が出てきました。

記憶には、「互いに干渉する」という性質があります。脳に新たな情報が入ってくると、「そういえばあの人も同じようなことを言っていたな」「以前覚えた公式と似ている」などと、脳は以前の記憶のなかで関連する情報を探します。すでに定着している記憶とひもづけることで、新たな記憶として強化させようとするのです。

逆にいえば、そうやって他の記憶とまったく関連のない独立した状態で記憶された情報は強化されにくく、新たな記憶に上書きされやすくなります。

たとえば、午前中に勉強して覚えた内容は、午後の生活のなかで脳に入ってきたさまざまな情報に干渉されやすくなります。つまり、**記憶したいことがあるならば、覚えた後に余計な情報を脳に入れなければいい**わけです。

したがって、**就寝前、とくに寝る1時間前は、一日のなかで最も記憶に適している「記憶のゴールデンタイム」**といえるでしょう。

就寝前にせっかく覚えた学習内容が定着しなかった原因としては、**就寝前の行動によって情報と情報が干渉し合い、記憶の定着が進まなかった可能性**が考えられます。

夜やっていることを朝にまわす

みなさん、寝る前の時間をどんなふうに過ごしているでしょうか。ゲームやネットサーフィンなど好きなことを心ゆくまでやっていたい気持ちはとてもよくわかります。寝落ちするまで本を読んでいたいと、本当は私も思っているからです。

しかし、寝る前に好きなことに好きなだけ時間を費やしていたら、睡眠時間が減るだけでなく、生活のリズムも狂い、脳の働きにも影響を及ぼします。睡眠面談から見えてきたのは、**寝る前の時間にみなさんあれこれやり過ぎている**ということです。

そもそも就寝前にしなくてよいことをしていないでしょうか。ついついスマホを見てしまうと、SNSへの投稿、LINEのメッセージのやりとりなど、切り上げるタイミングを逸しがちです。

結果として、翌朝、昨日の仕事の続きが思い出せなかったり、ひどい場合は、昨日すませたことをもう一度やってしまったりするなど、最悪な脳の状態で終日仕事をしなくてはならなくなります。

そうならないために、私がおすすめするのは、**「今まで夜にやっていたことを朝にまわす」**という発想の転換です。

以前、みんいくで、こんなことを試してみました。学校から帰って寝るまでの間にしたいことを10個書き出してもらいます。ゲーム、犬の散歩、ピアノの練習。宿題、お手伝いなどを書く子もいます。そして、「そのうちの上位3つだけをやろう」と提案すると、子どもたちは真剣に上位3つを選ぼうとします。

「どうしてもやりたいのは？」「夜じゃないとできないことは何？」「朝できることはある？」と自問自答することで、行動を変えるきっかけができるのでしょう。睡眠に意識が向かいやすくなり、生活習慣が変わっていったケースもありました。

「早く寝よう！」というスローガンを立てるだけでは、実践までもっていくのが困難ですが、具体的なアクションというヒントがあれば、実践のハードルは下がるのです。

習慣改善のポイントは2つ

就寝前の行動を何か一つ変えるだけでも、睡眠の質のアップにつなげることができます。そのポイントをお伝えします。

【夜やっていることを朝にまわすポイント】

①「何をしないか」を考える

②段階的に習慣を変えていく

まず、「何をしないか」を考えてみましょう。今、夜やる習慣になっていることは本当に夜でなければできないことですか？

ちなみに私も、かつては夜に健康のため筋トレをしていたのですが、寝る前に筋肉を使うと体の興奮を抑えるのに時間がかかるので朝にまわしました。好きな読書も同様に、本は夜でなくても読めますから、読書時間や読むページ数を決めるなどして、寝る前の時間を無制限に好きなことに使わないようにしています。

段階的に習慣を変えていくには、次のことを意識してみてください。

- 夜9時にやっていたことを8時にする**「前倒し作戦」**
- 1時間かけていたことを30分にする**「時間短縮作戦」**
- 寝室にあれこれ持ち込まない**「場所移動作戦」**

「寝室は寝る場所」と脳に覚えさせましょう。こうして、夜の過ごし方を見直したうえで、たいせつな会議やプレゼンの前日は就寝前の1時間でイメージトレーニング、覚えたいことを唱えてから寝るといったことを行うと、さらに記憶のゴールデンタイムを有効に使えるでしょう。

自分にできそうなことから手をつけていってください。

今日からSTART!

- 夜やっていることのなかから、朝にまわせるものを探してみる
- そもそも本当にやらなければならないものか検討してみる

- とくに趣味に関するものは、熱中するのに最適な時間帯に移動させる
- 前倒し作戦、時間短縮作戦、場所移動作戦を試す
- 夜寝る前の時間は、無制限の自由時間ではないと心得る

8

イヤなことがあった日こそたっぷり寝る

日中の活動と
ストレスで生じた
「脳のゴミ」は
睡眠中に洗い流される

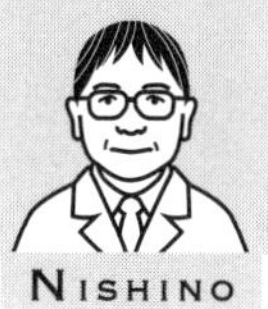

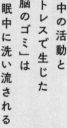

NISHINO

グリンパティック・システムのデトックス作用

睡眠によるデトックス作用で脳のパフォーマンスが上がる——睡眠研究の世界で大きな注目を集めている**「グリンパティック・システム」**というものがあります。

これは、ひと言で説明するならば、脳の使用によって溜まった**脳内の老廃物を睡眠が除去するデトックスシステム**です。たとえ肉体労働をしなくても脳を使えば、脳に老廃物が溜まるのです。

人間の脳は、1000億個以上の神経細胞と、その10倍以上もの**「グリア細胞」**の活動によって成り立っています。かつては、神経細胞が緻密なネットワークを張りめぐらせて、記憶や学習という脳の中心的な役割を支えているのに対し、グリア細胞は神経細胞に栄養を運んだり、電気信号を送る手助けをするなど、神経細胞をフォローする脇役と考えられてきました。

しかし、最近の脳科学の研究から、**グリア細胞は神経細胞の状況をモニターしながら、グリア細胞同士で情報をやりとりし、神経細胞のシナプス形成をコントロールしているら**しいとわかってきたのです。そしてさらに近年、グリア細胞が睡眠中に担っている重大な役割が発見されました。

脳の重量は約1400グラムで、一般的な成人の体重の約2%を占めるにすぎません。その小さな脳が、日常活動にともなうエネルギー消費のうち、全身の4分の1近くを消費しています。

一方、脳を活性化させ活発に使えば使うほど、活動の過程で有害な老廃物などのゴミが大量に生じます。代表的なものが、**アミロイドβ**というたんぱく質です。

アミロイドβのもとになる前駆体は、細胞の膜表面に存在し神経の成長と修復などの機能を持つたんぱく質で、役目を終えれば断片化して排泄されます。その断片のなかでもとくに凝集しやすい断片が、加齢やアルツハイマー病などで脳内に沈着し、他の病態とも合わせて脳に障害をもたらし、認知症の原因にもなると考えられています。

これまで、脳にはリンパ系が通っていないため、そうした脳の老廃物の除去がどのように行われているのかについては解明が進んでいませんでした。しかし、近年、リンパ系に代わり、**脳ではグリア細胞が脳の老廃物除去に関与している**ことがわかってきました。

グリア細胞の表面には水を取り込むシステムがあり、そのシステムがリンパ液と似た「脳脊髄液」を脳細胞内に呼び込み、細胞内を流れることによって、老廃物を洗い流す――この脳のゴミを除去するしくみが、グリンパティック・システムです。

睡眠には「記憶の消去」というリセット機能も

このグリンパティック・システムは、日中にも機能しているのですが、睡眠中に最も活発に働くといわれています。

覚醒時の脳は常に刺激にさらされ、グリア細胞はそれらを受けて脳の活動を支えるために働いています。しかし、睡眠中はグリア細胞の活動にも余裕ができ、老廃物を洗い流す作業が行えるのでしょう。

満席のスタジアムを掃除しようと思っても、通路や階段を自由に動き回ることは難しいですね。でも、試合後ならば水で洗い流すことも可能で、効率よく掃除ができ、ゴミも集めやすくなります。

ですから、毎日、質のよい睡眠をとる習慣がついているだけで、無理なく脳のデトックス効果が期待できるというわけです。

ただ、グリンパティック・システムが機能するのが、レム睡眠中なのかノンレム睡眠中

脳の老廃物は睡眠中に洗い流される！

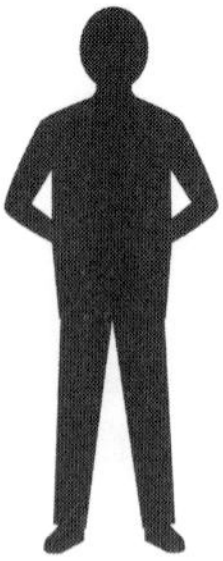

体の老廃物

リンパ系に集められ、静脈に流れ込み、尿として体外に排出される

脳の老廃物

脳にはリンパ系が通っていないため、脳脊髄液が脳内に取り込まれ、静脈を介して老廃物を洗い流す

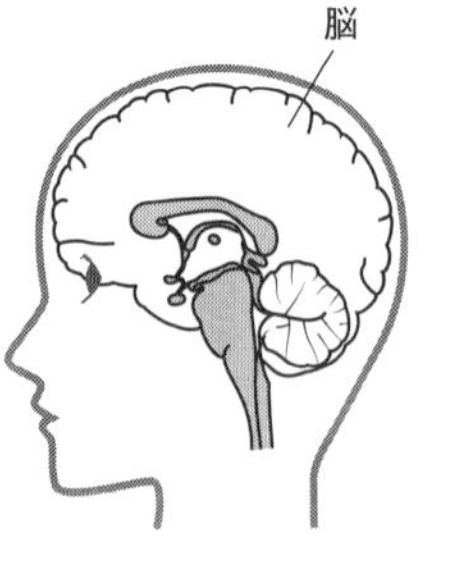

十分な睡眠をとることで脳の老廃物（＝アミロイドβ）が除去され脳のパフォーマンスが上がる

■グリンパティック・システムとは？

なのか、また、必ず睡眠が必要なのかなど、わかっていないこともまだたくさんあります。睡眠中は覚醒時の4〜10倍ほど活発に働くというのが現在の定説ですが、さらなる解明に向けて、今さかんに総合的な研究が行われています。

将来的には、グリンパティック・システムの解明がさまざまな疾患の予防や治療につながる可能性が期待されています。アルツハイマー病やパーキンソン病など、脳に老廃物や特定の物質が蓄積する神経変性疾患の治療や薬の開発にも、このグリンパティック・システムの働きが、重大なヒントになることは間違いありません。

先にお話ししたように、睡眠は記憶を強化します。深いノンレム睡眠の間にたいせつな記憶は長期記憶へ移されますが、他方でノンレム睡眠中の脳の中では、「記憶の消去」も行われています。

人間は、「記憶の消去」がなければ頭を切り換えられません。今日起こった心に障るイヤなことや、人生における苦しい体験をすべてを覚えているということはなく、ほとんどの場合は時間とともにその感覚や感情は薄れてきます。これは、ノンレム睡眠中に記憶の部分的な消去が行われるからです。

グリンパティック・システムと記憶の消去の関係は未だ解明の途中ですが、少なくとも**睡眠中に「脳のゴミ」を洗い流してくれるこのシステムが、脳のパフォーマンスを上げることに寄与している**可能性は高いでしょう。

イヤなことがあった日こそ、憂さ晴らしの方法を模索するより、さっさと眠るにかぎります。ネガティブな感情を引きずらないスッキリした目覚めは、スマートな脳の働きを呼び起こすでしょう。

最強の脳をつくる睡眠フレーズ

深い眠りは天からの授かり物。
眠った人ほど得をする。

9

寝る30分前からスマホを見ない

夜のゲームやSNSをやめると眠りの質が向上する理由

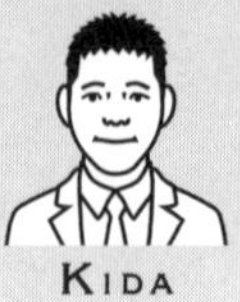

KIDA

寝ているあいだに頭が悪くなる!?

私が長年行っているみんいくの一環として刊行した、『ねこすけくんがねているあいだに…』（リーブル）という絵本があります。編著者は私で、西野先生に監修を務めていただきました。実はこの本は「みんいく絵本」の第二弾で、一作目同様、幼稚園教諭の伊東桃代さんが共同編著者、さいとうしのぶさんが絵を担当してくださいました。ここでは、その内容をご紹介しましょう。

ねこすけくんは早寝早起きでしたが、夜寝る前に布団に潜り込んでこっそりゲームをするようになり、睡眠時間が減るにつれ、頭の中がゴミだらけなってしまいます。そこへひつじのネルが現われ、一緒に頭の中を見に行きます。

本当ならば、ねこすけくんが寝ている間に大勢の子ひつじたちが、頭の中の「かんがえ

る へや」や「きもちのへや」などをきれいに整理するのですが、ねこすけくんが夜遅くまで起きているため、子ひつじたちが一生懸命に作業をしても追いつきません。

自分の頭の中でそんな大変なことが起こっていると知ったねこすけくんは、子ひつじたちが働けるようにすると約束します。その約束の一つが、寝る前のゲームをやめることでした。

このお話は、みんいくでの経験がもとになっています。子どもたちの睡眠が乱れる原因は一様ではありませんが、睡眠に問題を抱える子どもたちの寝る前の行動には共通点が見られ、多くの子どもたちがゲームやスマホ、パソコン、テレビなどに接しています。なかには読書や勉強といった行動も見られるのですが、時代の変化からいってデジタルデバイスに触れる時間が長くなっているのは仕方のないことでしょう。

夜のゲームやスマホによって就寝時間が後ろにずれ込み、睡眠不足や昼夜逆転生活の傾向が生じやすくなります。そのような心身の状態に過度なストレスや体調不良が重なると、とたんに学習や登校の意欲がダウンしてしまうこともあります。

「脳トレ」で知られる東北大学の川島隆太教授は、夜寝る前にスマホやゲームなどのデジタルデバイスを使用することと学力の関係について多くの調査研究を行い、ご著書でも紹介しておられます。

ある調査研究では、家庭学習をしている生徒も家庭学習をしていない生徒も、スマホの使用時間が長くなるにつれて学力が低下するという結果になったことから、デジタルデバイスが学力に与える影響を指摘されています。

寝る寸前までスマホやパソコン漬けの生活が、脳によくない影響を与えるのは大人も同じでしょう。

やめづらい習慣をそのままにしない

スマホやパソコンと睡眠との関係で考えられるのは、デジタルデバイスの液晶画面から発するブルーライトだといわれています。

ブルーライトは目に見える光のなかで紫外線に最も近いエネルギーを持っていて、主に網膜の中心にある黄斑《おうはん》部にダメージを与えるだけでなく、脳を覚醒させます。光の強さや照度は、「逆2乗の法則」といって距離の2乗に反比例します。つまり、距離が2倍になれば4分の1の強さになり、逆に距離が2分の1になれば4倍の強さになります。**スマホの場合、同じようにブルーライトを発するテレビやパソコンよりも距離が短いため、ブルーライトの影響も大きくなる**のです。

とくに夜にこのブルーライトの光を浴びないことが、睡眠にとってたいせつだといわれています。その理由は、よい睡眠をとるには、夜に脳の松果体からメラトニンという睡眠を促すホルモンが分泌されなくてはなりませんが、ブルーライトを浴びることでメラトニンの産生と放出が抑制されるからです。

こうしたことはすでに多くの方がご存じでしょう。近年は、ブルーライトをカットするフィルターや眼鏡なども手に入りやすくなっていますから、対策をとっている方も少なくないと思います。ブルーライトそのものを過度に恐れる必要はないのかもしれません。

ただ、睡眠の質を向上させたいとき、夜のゲームやスマホについて考えていただきたいのは、ブルーライトの影響だけでなく、こうしたデジタルデバイスの使用がことのほかやめづらいものだからです。絵本のねこすけくんのようにすぐさま心を入れ替えアクションを変えられるわけではないのは、大人も子どもも一緒ではないでしょうか。

そこで、私がおすすめしたいのは、寝る寸前までゲームやスマホに触れる習慣を変えていくことです。遅くとも寝る1時間前には使用をやめるように生活を変えていくのです。ベストは2時間前です。

私自身は、職場から帰宅する電車の中でスマホを鞄にしまって本を読んでいます。スマホの画面を一度見てしまうと、脳が覚醒していくのが実感としてわかります。しかし、本の場合は紙という物質の特性なのかどうかわかりませんが、そのような感覚は起こらず、頭が自然にクールダウンしていきます。

私は、朝6時起床、夜10時就寝が基本なので、10時にスッと寝るために**帰路から夜の睡**

眠へ意識を向けていくイメージで過ごしています。その状態で帰宅したら、食事や入浴など最低限のルーティンを終え、できるだけ早く寝ることを心がけます。

「本当に毎日10時に寝ているのですか」とときどき驚かれるのですが、そうした小さな工夫を重ねていくと、忙しい毎日を過ごしていても無理なく習慣づけられます。

しかし、一日中好きなだけスマホやパソコンを開き、ゲームをしていて、寝る前の1時間だけやめようというのはかえって難しいと思います。ですから、日が落ちる頃から徐々に徐々に遠ざけていけば、むしろ寝る前の時間をデジタルデバイス無しで過ごせるようになる可能性は高まっていきます。就寝前の1時間が難しいならば、30分前、15分前でもOKです。

スマホ、パソコン、テレビ、ラジオなどにいっさい触れない日をつくる「ノーメディアデー」を設けるという手もあります。

睡眠時間を増やし、常にベストな脳の状態で過ごせるよう、デジタルデバイスとのつきあい方を変えていってください。

今日からSTART!

○ 帰宅中の車内からスマホを鞄に

夜はスマホ、PC、ゲーム機から離れる

夜の使用をやめられそうなものから一つずつやめていく

就寝前できれば2時間前からスマホを閉じる

デジタルデバイスに触れない「ノーメディアデー」を設ける

10

睡眠偏差値で自分の睡眠を知る

睡眠アプリで気軽に可視化、客観視

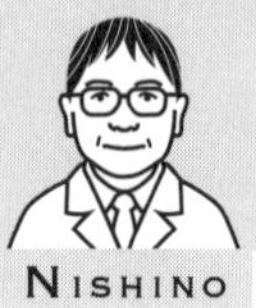

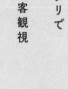

NISHINO

睡眠という「個人的」な営み

充実した人生のために質のよい睡眠がどれほどたいせつかわかっていても、なかなか睡眠に意識を向けられない――。身も蓋もないことを言うようですが、実はそれも仕方のないことかもしれません。

そもそも、人は自分の睡眠状態を知りません。眠っているのですから、これは自明の理です。そして、睡眠は他人と比較できない営みです。食事や運動は人と一緒に時間を過ごして情報を共有したり、振り返ってみたりすることで、傾向と対策が得られます。

しかし、自分自身に重大な影響を与えている可能性があっても、本当の状態に自分で気づきづらいうえ、悩みを誰かと共有することも難しいのが睡眠なのです。

睡眠に関する最も一般的でいちばんわかりやすい指標は、睡眠時間でしょう。「何時間寝るか」は現代人の重要なテーマです。ただ、私たちに必要な睡眠時間は人によってそれぞれです。長すぎても短すぎても問題がありますし、ライフスタイルによっても変わってきます。

このように、睡眠は非常に個人差があるもので、それゆえにこれまでどのような人がどのような睡眠習慣を持ち、どのような悩みを抱えているかといったことについてのデータは収集されていませんでした。

睡眠という私たち人間に最もたいせつな生体システムを世の中の多くの方に知っていただくため、私は大学での睡眠研究の他に、一般の方を対象にセミナーや書籍執筆を行ってきました。そこからさらに裾野を広げるため、最先端、最前線の睡眠に関する情報提供と調査を行う「ブレインスリープ社」を2019年に設立し、**「睡眠革命で脱・睡眠負債」**を目標として、1万人のデータをもとに、日本人の睡眠の状況を可視化する試みを開始しています。

睡眠を可視化するもうひとつの試み──「睡眠偏差値」

ブレインスリープ社の2020年調査では、日本人の平均睡眠時間は6時間27分でした。これは、世界一睡眠時間が短いとされたOECD発表のデータよりもさらに55分も短い結果です。みなさんの睡眠の実感と比べていかがでしょうか。

睡眠不足や睡眠の質の低下——「睡眠負債」がもたらすのは、先にお話ししたような経済の損失だけではありません。経済や社会システムを動かす人間のパフォーマンスやモチベーションを低下させ、人生の質そのものを低下させてしまいます。それを防ぐためにも自分の睡眠を知ることはたいせつです。

そこでブレインスリープ社では、1万人調査に加え、睡眠を可視化するもうひとつの新しい試みを行っています。それは、**「睡眠偏差値」**という指標により、日本人の睡眠をさまざまな角度から数値化することです。

睡眠を評価する際、しばしば睡眠時間などの単純な定量データだけに注目が集まりますが、より多角的で総合的な観点から睡眠を評価することを目指しました。睡眠に関する自覚症状や睡眠習慣を含む幅広い視点で睡眠の主観的評価を定量化する質問群を作成し、さらに日本人に馴染みのある「偏差値」として数値化することで、**自分が調査対象者のなかでどのくらいの位置にいるか可視化することを可能にした**のです。

これにより、たとえば自分の睡眠は、100点満点中のスコアが74点、1万人中の順位は4473位で、偏差値は52・7ポイントというふうに可視化されます。

また、近年、企業の健康経営が注目を浴びていることから、従業員の睡眠を可視化しサポートする「睡眠偏差値 forBiz」という取り組みで、問題意識を持つ企業のコンサルティングも行っています。このような個人の睡眠偏差値から、職業別や業種年代別睡眠偏差値の傾向、都道府県別睡眠偏差値ランキングまで多角的に日本人の睡眠を分析しています。

これらのデータからも、他の人とは比較しづらい睡眠の問題が見えてきます。こうした指標から、自分の睡眠を客観的にとらえることができるでしょう。

自分の睡眠状況を把握し、睡眠偏差値を上げることができれば、日中のパフォーマンスは確実に高まるでしょう。木田先生が実践されているみんいくの例からも、やはり個人が自分の睡眠を知ろうとする意識がたいせつなのは、本章でお話ししてきた通りです。

体調管理のために体重計や血圧計を利用するのと同じ感覚で、**睡眠アプリなどを利用して簡易に自身の睡眠を管理するのがこれからのスタンダードになっていく**と私は考えています。

入眠から目覚めまでの睡眠時間や睡眠の深さを測る機器は、実は30年以上前から開発されています。最近はウェアラブルデバイスの進化や睡眠への関心の高まりから、手軽に利用できるようになりました。

ある調査によれば、30代や40代の8割は就寝時にスマホをベッドの上に置いているそうです。この流れを止めることは難しいので、それを逆手にとってスマホのアプリで手軽に睡眠を可視化できるという時代的な背景を最大活用して、睡眠を味方に日々のパフォーマンスを上げていっていただきたいと思います。

もちろん、一般的に市販されているデバイスやアプリの精度の問題はありますが、まず睡眠を可視化し、デバイスを用いて睡眠中の状態を把握するといった行動が、質のよい睡眠を獲得するための基本になります。賢く眠り、人生の切り札を手に入れましょう。

最強の脳をつくる睡眠フレーズ

睡眠には個人差があり、他人とは比較できない。自分が知ろうとしなければ、自分の本当の睡眠を知ることはできない。

2章

生活リズムが整う睡眠

11

寝る時間と起きる時間を一定にする

ベストパフォーマンスは「生体リズム」を整えることから

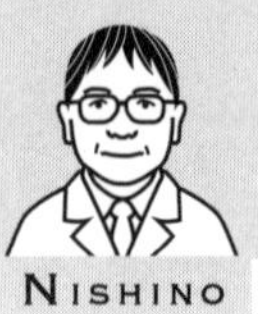
NISHINO

「生体リズム＝体内時計」のたいせつさ

眠っている間に、人間の脳は回復し、成長します。睡眠の恩恵をたっぷり受け、脳の働きを最大限に高めるには、夜の睡眠で十分に脳を休ませる必要があります。そのための睡眠の条件が、**「量、質、タイミング」**の3つです。

量とは、睡眠時間のことです。質とは、深く持続して眠れているかということ。タイミングとは、一日のなかにおける睡眠と覚醒のリズムを指します。本章では、タイミングに大きくかかわる**「生体リズム」**についてふれながら、ベストパフォーマンスを引き出す睡眠についてお話ししていきます。

地球上の生き物は地球の自転に合わせて24時間の生活を送っていますが、その生き物の固有のリズムは24時間ちょうどではなく、人間の場合、24時間より少し長いことがわかっています。これは**「サーカディアンリズム」**または**「概日リズム」**と呼ばれ、**脳の視床下部に存在する体内時計によって調節されており、血圧、体温調節、脈拍、呼吸、ホルモン分泌、胃腸の働きなどの調節にかかわり、人間の生理機能のほとんどと密接に関係しています。**

人間が、生物として決しておろそかにしてはいけないのが生体リズムなのです。

私たちは地球の自転に合わせ、24時間の周期で生活しているので、24時間のリズム（日内リズム）を規則正しく保つために、毎日自分の体に朝が来たと知らせ、体内時計をリセットする必要があります。その習慣が、覚醒度の高い時間帯を有効活用し、集中力や判断力、思考力をフルに発揮することにつながります。

逆に油断をすると就寝時間が後ろにずれ、朝起床して仕事を始めることがつらくなります。新型コロナウイルス感染対策として推奨されたリモートワークにより、こういった悩みが増えました。

なぜ徹夜でがんばれてしまうのか？

こんな経験をされたことはないでしょうか。

徹夜で仕事をしていると、しだいに眠くなってきます。起きている時間に比例して眠気は強まり、夜中の3時頃に最も眠気を感じます。

ところが、その後引き続き起きていると夜が明ける頃には夜中の3時頃に比べて目がさえてきます。

これは、人間が本来持っている生体リズムが、明け方が近づくにつれ睡眠モードから覚醒モードへと切り替わることから起こります。

生物には恒常性（ホメオスターシス）が備わっていて、自身の内部環境を一定の状態に保つことで生存を維持しています。**恒常性の働きによって、長く起きていると眠気＝「睡眠圧」が高まり、眠って起きたらリフレッシュするという睡眠・覚醒の恒常性が維持されている**のです。

恒常性だけでは説明できないような現象、たとえば「徹夜で夜明け頃に眠気が消失する」ことに大きくかかわっているもう一つが生体リズムで、そのなかで最も強力で安定したリズムが体温（深部体温）のリズムです。**深部体温は昼間高く、就寝時には低くなり、睡眠調節に深く関与しています。**

スイスの睡眠研究者、アレックス・ボルベリー氏は、睡眠と生体リズムの関係を、恒常性と、サーカディアンリズムの二つのプロセス、すなわち、**「ツープロセスモデル」**で説明しました。

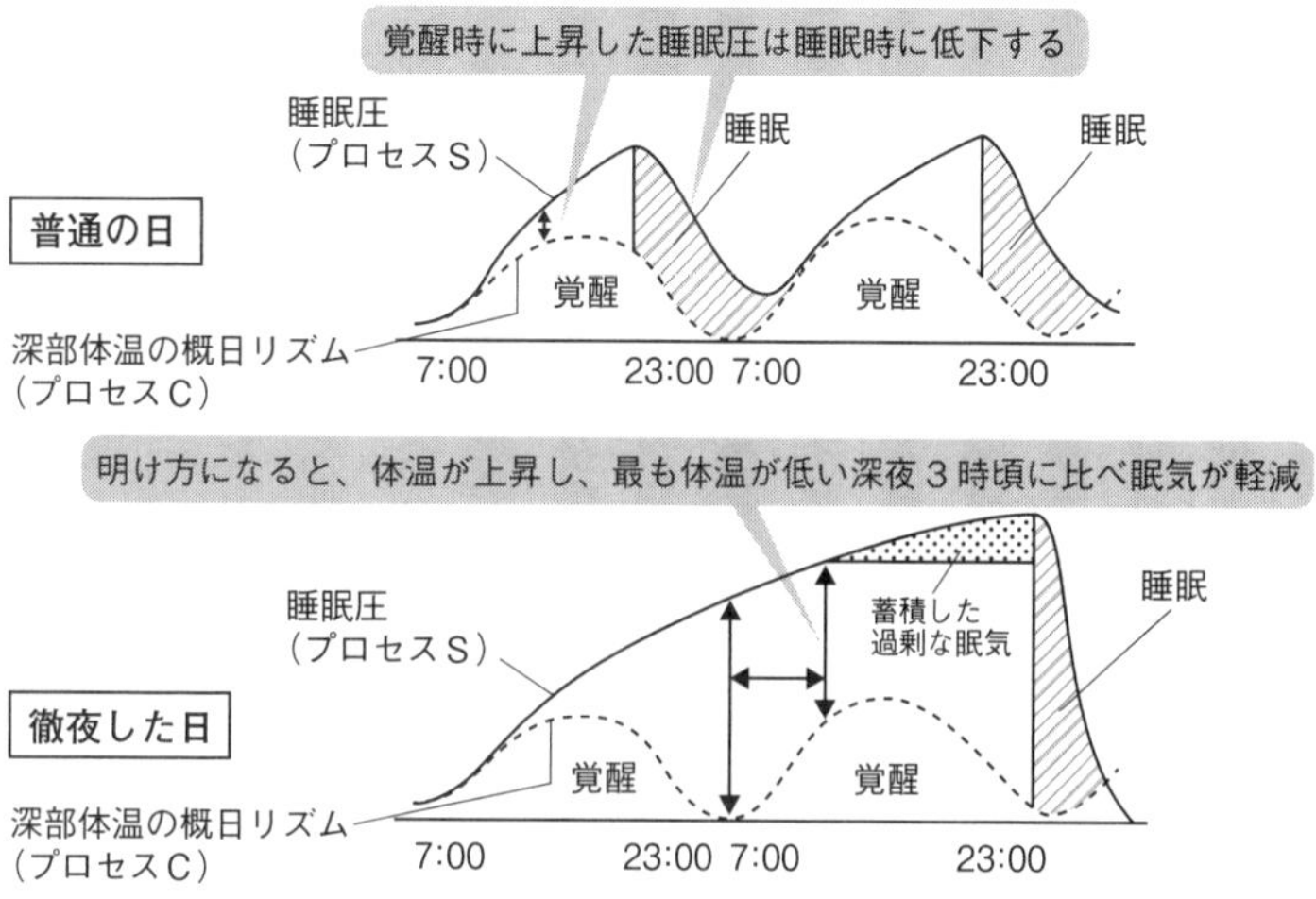

■睡眠と生体リズム、睡眠圧と覚醒度の関係

上のグラフは普通の日を、下は徹夜の日を示しています。**深部体温は日内リズムの影響を強く受け、昼間に上がり就寝時には下がります。**

たとえば、徹夜などで眠れない状態が続くと、下のグラフのように、睡眠圧が上昇し続けます。深部体温が最も下がる夜中の3時頃は眠気のピークです。

しかし、その時間を過ぎると体温の上昇にともない、活動性のホルモンでもあるコルチゾールも分泌され、生体のリズムは活動モードに入ります。そのため脳は、元気が出てきたような錯覚を覚え、徹夜を乗り切ることができてしまうというわけです。

睡眠モードと覚醒モードのメリハリを

人体に備わった生体リズムのおかげで、いざというときに徹夜でがんばりがきくともいえるのですが、それはおすすめできる生活習慣ではありません。生体リズムが乱れてしまう、いわゆる昼夜逆転のような状態が続くと、もとに戻すのは難しくなるだけでなく、専門医でも治療が難しくなります。

新型コロナウイルス禍の２０２１年、私が研究顧問を務めるブレインスリープ社の調査では、日本人の平均睡眠時間は６時間43分と、前年より16分長くなっていることがわかりました。在宅勤務という新たな勤務形態が広まったことで睡眠時間が延びた一方で、生活が後ろ倒しになる傾向が見られ、生活リズムや睡眠リズムと生体リズムとの間のずれが増えるという変化が起こりました。

睡眠が後ろにずれる症状を専門的には、**「睡眠相後退症候群」**といいます。前にずれるのが**「睡眠相前進症候群」**、毎日どんどんずれていくのは**「非24時間型睡眠覚醒症候群（フリーラン）」**です。これらを総じて**「概日リズム睡眠障害」**と呼びます。

現代人の睡眠はとくに後ろにずれやすく、そのずれによって体温のリズムも後ろにずれてなかなか起きられない、目覚めの感覚がよくない、意欲が湧かないといった状態になり

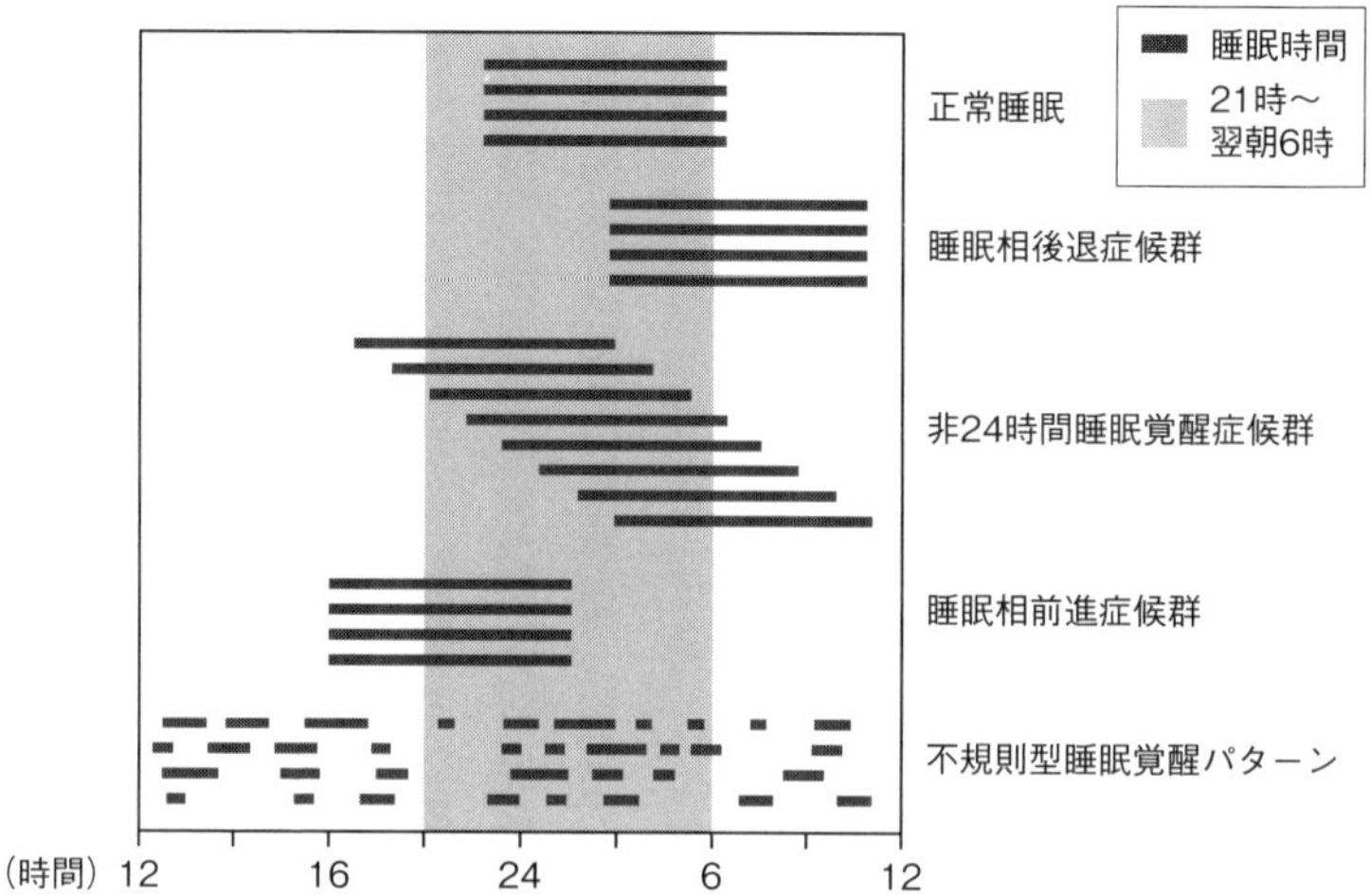

■睡眠リズム障害

ます。こうした状態に気づけたときが、自分の睡眠を見直すチャンスです。また学童や学生の場合には、程度がひどければ学校へ行けなくなり、不登校の原因にもなります。

睡眠に異常があれば、生体リズムにも異常が出ます。そして、生体リズムに異常があれば、睡眠にも異常が出ます。睡眠と生体リズムはこうした相互関係にあるという認識のもとにメリハリある生活をしていくことがたいせつです。

そのために最も基本となるのが、**毎日同じ時間に寝て、同じ時間に起きることを習慣づけ、生体リズムを保つこと**なのです。

人生は寝るためにあるわけではありません。ただ、集中力がみなぎった状態で仕事や勉強に臨む毎日を送るためにはよい睡眠が必要です。私たちに充実した人生というギフトをもたらしてくれるものが睡眠なのです。

最強の脳をつくる睡眠フレーズ

人生は寝るためにあるのではないが、充実した人生のためには睡眠が欠かせない。

12

「〇時に〇〇をする」のフラグを一つ立てる

生活上の目印づくりがよい睡眠習慣への第一歩

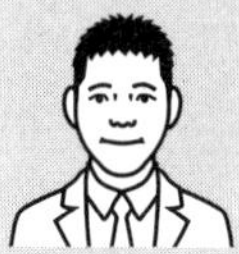

KIDA

低エネルギーな日常は改善できる

中学校の教師だった私が睡眠について研究を始めたきっかけは、不登校などの課題解決のためでした。夜ふかしによる睡眠不足が、生体リズムを乱れさせ、それによって心身ともに不健康になることが問題の根本にあると考え、睡眠の専門医である三池輝久医師（熊本大学名誉教授）の協力を得て、勤務校で実践研究に取り組み始めました。

三池先生らは長年の研究から、子どもたちの睡眠の乱れは認知脳機能の低下をもたらすことを示すとともに、不登校の多くは、そのような睡眠の乱れた生活を送ることで発症する**「小児慢性疲労症候群」**であるとしています。

小児慢性疲労症候群とは、「通常の診察や検査では明らかな原因が見いだせず、30日以上続く持続性または反復性の慢性疲労であり、この疲労状態は休息により改善せず、以前までの学校生活、社会生活が送れなくなる」と医学的に定義されている病気です。具体的には、**「朝起きられない」「だるい」「低エネルギー」「午後になると元気になる」「勉強が手につかない」**といった症状が見られます。

この状態は、本人の実際の生活リズムと生体リズムの間に大きなずれが生じていることが原因です。左ページの図のように、入眠時間が後ろにずれると、目覚めたときに体内は真夜中の状態にあり、日中は低エネルギー状態で、夜になると元気が出てくるといった困った現象が起こります。

自分の意志として「夜になったから寝よう」と考えていても、体内時計が「まだ活動する時間だ」と体中に信号を出しているため眠ることができません。体内時計がずれると、朝になっても体内時計は夜の状態が続き、起きたくても起きられない、朝から頭がボーッとする、頭痛がするなどの症状が現れます。

慢性疲労症候群は大人にも起こる病気です。睡眠不足が原因で慢性疲労症候群と診断された大人を対象にしたある調査では、**健康でよい睡眠をとれている人と比べて、IQが20下がる**と報告されています。

ＩＱが標準より20下がるというのは、いわゆる認知症と同等レベルの認知能力だそうです。それに気づかずに仕事をしたり日常生活を送っているとは信じがたいですが、体内時計のずれとはそれくらい自覚できないものなのです。

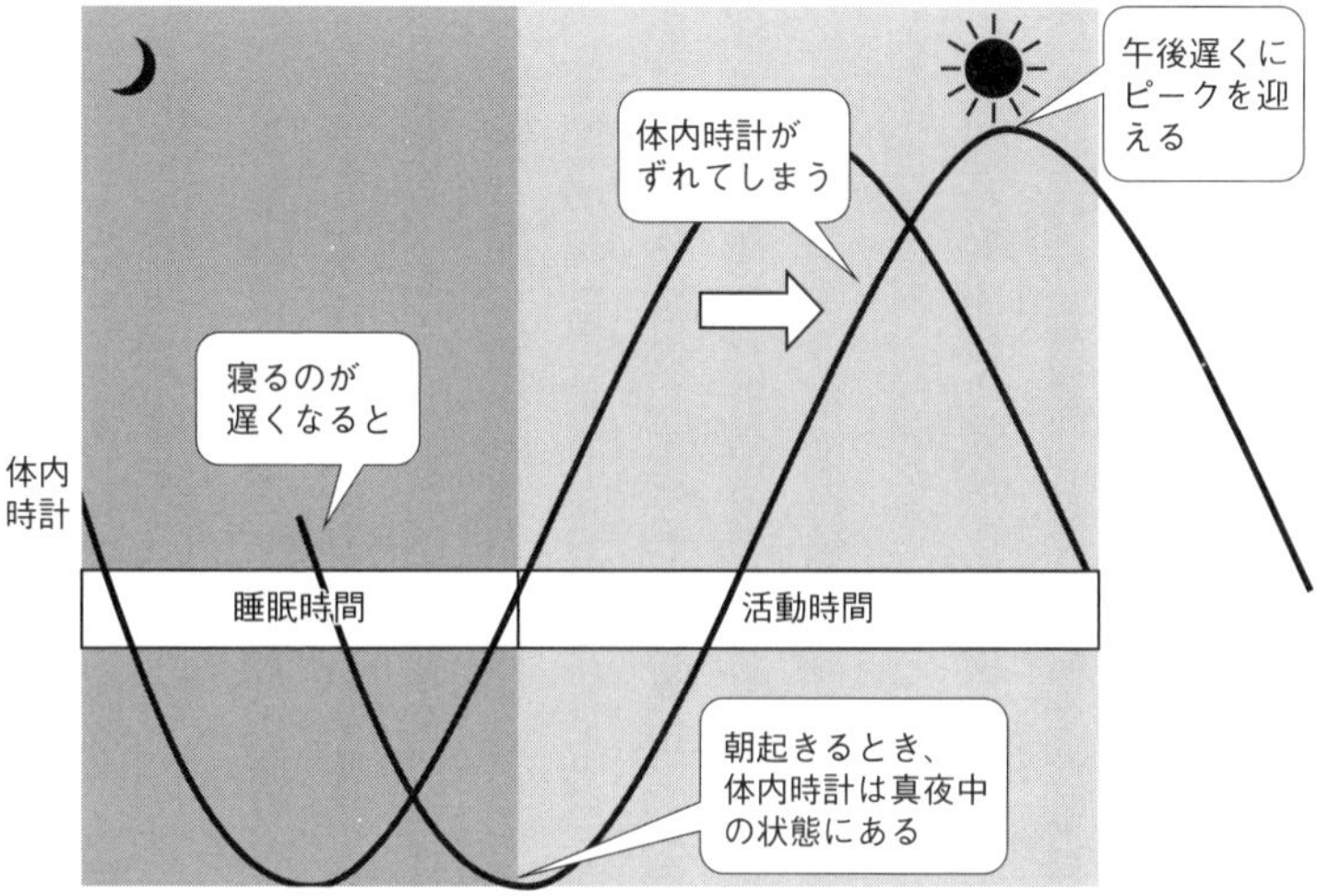
午後遅くに
ピークを迎える
体内時計が
ずれてしまう
寝るのが
遅くなると
体内
時計
睡眠時間
活動時間
朝起きるとき、
体内時計は真夜中
の状態にある

■体内時計（生体リズム）がずれると…

寝る寸前までのスマホ、ゲーム、そして、残業。リモートワークの普及でかえって以前よりも夜遅くまで仕事をしている人もいます。体内時計が乱れると、睡眠が乱れるのは子どもも大人も同じです。

15分からスモールステップで睡眠時間を延ばしていく

そこで、ざっとでいいので現在の生活をチェックしてみましょう。たとえば、**「毎朝、ほぼ決まった時間に起きる」「夕方に軽い運動や、体操や散歩をする」「寝床の中で悩み事をしない」**といったことが習慣づいているでしょうか。

こうした日頃の行動と考え方を客観視するのに役立つ**「生活習慣チェックリスト」**を巻末で紹介しますので（P198）、まず、今の生活を振り返ってみてください。

そのうえで、一日のなかで**「この時間に必ず○○する」**という生活上のスケジュールの目印をつくってみます。

「昼寝は昼食後15分」「夜11時以降は寝室で過ごす」という睡眠に関連するものでもよいですし、「仕事前に朝散歩」「午後3時におやつ」というシンプルな生活習慣など何でも結構です。

時間を設定する場合も、アバウトでかまいません。

この生活上のスケジュールの目安はいわばフラグ（旗印）のようなもので、一日のなかにフラグが一つ立つと脳が反応し、意識がそこへ向きます。フラグを意識しているだけで自然に生活のリズムが生まれやすくなり、ひいては睡眠習慣にもよい影響を及ぼすようになるのです。


こんなふうに考えてみてください。いらないものを捨てて家の中をスッキリさせたくても、「捨てたい」という気持ちだけでは何から手をつければいいのか見当もつかず、なかなか動き出せません。

人間が行動を起こすためには、何かしらの枠が必要です。片づけであれば、まずはキッチンの食器棚から手をつけると決めたら、そこを徹底して整理します。ある程度決められた枠の中で自分にできそうなことから手をつけていけば、達成感が得られやすく、片づけのリズムにも乗れ、結局のところ近道になります。

一つのフラグが、生活に枠をつくってくれます。

みんいくでも、睡眠習慣を変えられた理由について、「自分で寝る時間を決めたから」と答えた生徒が複数いました。寝る時間が一定になるよう意識することで、実際の生活リズムと生体リズムとの間のずれが解消され、低エネルギー状態の改善につながるのです。平成27年（２０１５年）から平成30年（２０１８年）の4年間に行った睡眠調査票を用いた実践調査では、不登校生徒数が49％減少しました。

まずは睡眠とは無関係でもよいので、フラグを一つ立ててみましょう。就寝時間をフラグにする場合、いきなり理想的な時刻を目指したり、急に早めたりするのは難しいので、たとえば、「○時には布団に入ろう」と意識することから始め、15分、30分……と徐々に変えていきます。

そうするうちに睡眠時間が長くなり、睡眠不足が解消され、日々の集中力や思考力がパワーアップされていくのです。

今日からSTART！

○ 「生活習慣チェックリスト」（P198）で日常生活を見直し、改善したい習慣を見つける

○ 「○時に○○をする」のフラグを立てる

○ 実行しやすいフラグから、だんだんと睡眠関連フラグに変えていく

○ まず15分から、スモールステップで睡眠時間を延ばしていく

○ 家族や近しい人とフラグを共有する

13

深部体温が下がるタイミングで寝る

スムースな入眠と質のよい眠りのために就寝90分前の入浴を

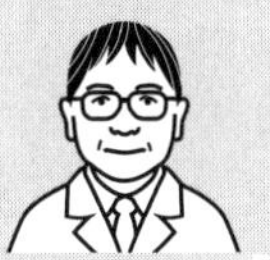

NISHINO

寝つきがよくなる仕組み

生体リズムが狂うと、頭も体も疲れているのに寝つけないということが起こります。睡眠がたいせつなのはわかっているが、そもそもよく眠れないというときに焦点を当てたいのが入眠前の行動です。この場合、**カギになるのは体温（深部体温）の変化**です。

人間の体温は、一定のリズムで日内変動を繰り返します。それはおそらく野外で生活していた原始の人間が、気候の変動が起きても体内環境を一定に保つために、外部環境に左右されない地球の自転に応じた24時間に近いリズムを必要としたからでしょう。

日中に活動して体を動かせば筋肉や脂肪が熱を産生しますし、物を食べても内臓の動きによって熱が生まれます。体内に宿ったその熱は、夜になると手足の先から逃げていきます。

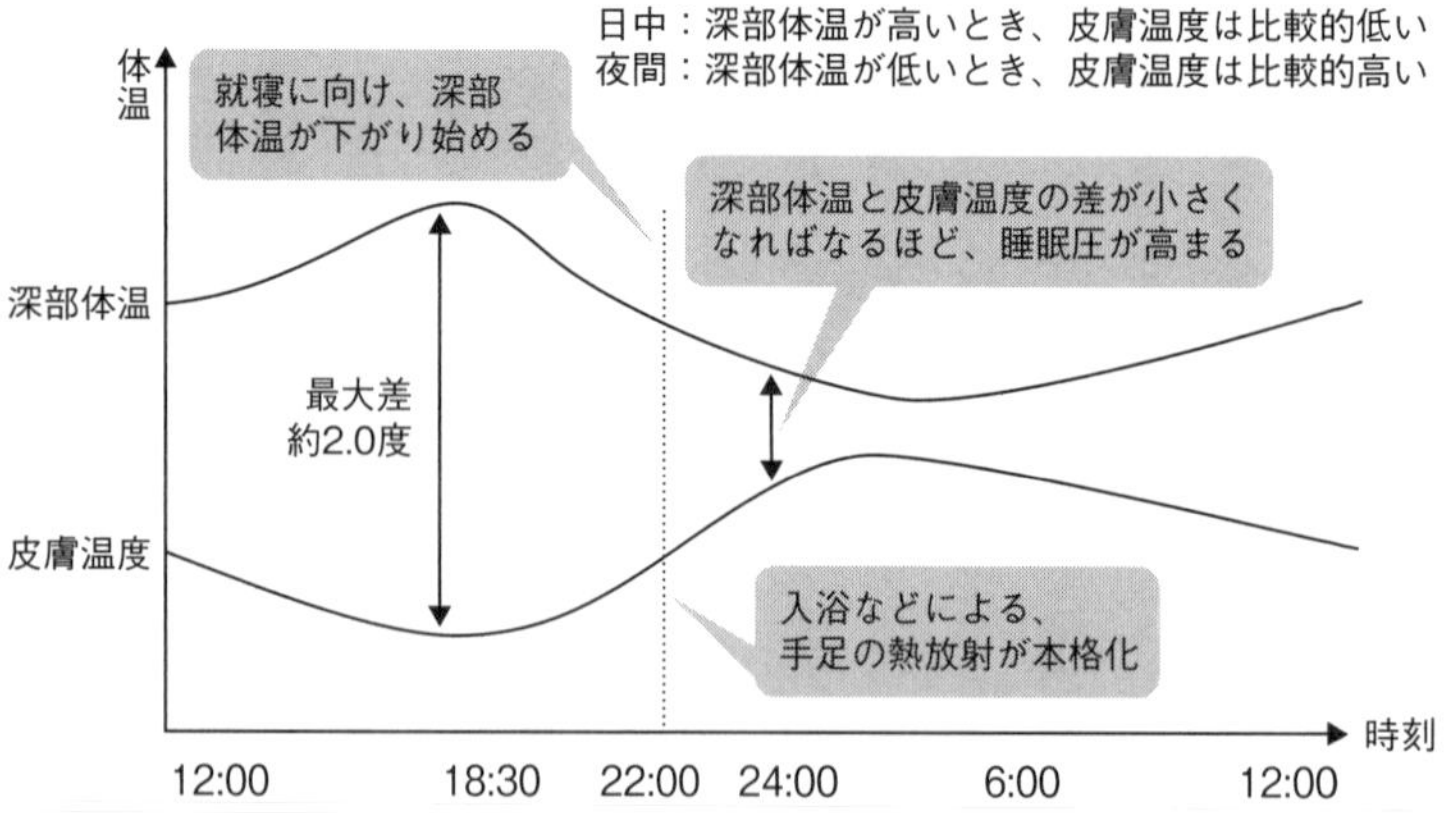
日中：深部体温が高いとき、皮膚温度は比較的低い
夜間：深部体温が低いとき、皮膚温度は比較的高い
体温
就寝に向け、深部体温が下がり始める
深部体温と皮膚温度の差が小さくなればなるほど、睡眠圧が高まる
深部体温
最大差
約2.0度
皮膚温度
入浴などによる、手足の熱放射が本格化
時刻
12:00
18:30
22:00
24:00
6:00
12:00

Kräuchi,K. Kräuchi, and A.Wirz-Justice, *Am J Physiol Regulatory Integrative CoKuräuchi,mp Physiol* 267:819-829,1994. より作成

■深部体温と皮膚温度の日内変動と睡眠圧

手足の先は毛細血管が発達していて、この毛細血管は心臓から全身へ向かう動脈と全身から心臓へ戻る静脈をつなぎ、スイッチする働きを担っています。私たちの体表には、体の内部と同じ温度の血液が流れているので、車などについている、液体や気体の熱を放熱するラジエータという装置——冷却水や潤滑油の冷却に用いられたり、温水や蒸気を熱源とした暖房に用いられたりします——のような働きを毛細血管が担い、手足の先から熱を放出させます。

こうした体内活動によって深部体温が下がってきたところで眠れれば、寝つきが早くなり、質のよい睡眠に入れます。日中に熱をつくってそれを夜に逃がすことも、生体リズムの働きの一つなのです。

入浴でいったん体温を上げる

深部体温が下がることで私たちは眠りへといざなわれるわけですが、このことを証明する試みのなかでもとくにユニークなのが、体のどこを冷やせば寝つきがよくなるのかを調べたオランダの実験です。

手足、胴体、手足以外の全身、全身など、冷やしたり温めたりするエリアを自在に選択できる特製のスーツを、2日間にわたって被験者に装着してもらったところ、この実験からも、体の中を温めると覚醒効果があり、冷やすと眠気が増強するという体温と睡眠の関係が確認されました。

このように、入眠と体温には密接な関係があります。**手足からの熱放散が活発になり、深部体温が下がったタイミングで眠るのがベスト**ですが、そのタイミングを逃してしまうと、なかなか寝つけなかったり、深い睡眠を得ることができず、翌日のパフォーマンスに影響が出てしまいます。そして、睡眠負債がどんどん蓄積されていくのです。

そんな悪循環に陥らないようにするためのいちばん簡単な方法は、生体リズムに合わせた規則正しい生活を送ることにプラスして、就寝前の入浴を習慣づけることです。

いったん入浴で体温を上げると、上げた体温を下げようとする体の調整機能が働きます。しばらくすると、**入浴によって上がった深部体温は、入浴しないときの体温より低くなり、スムースな入眠へと導いてくれます。**

入浴の際、40℃程度のお湯に10分から15分ほど浸かると、深部体温が約0・5℃上昇します。0・5℃上昇した深部体温がもとの体温に戻るには約90分かかります。これを踏まえると、**寝る90分前に40℃のお湯に、10分から15分程度入浴するのがよい**といえます。

帰宅が遅くなり寝る直前に入浴することになった場合は、あまり体温を上げないようにシャワーですますか、翌日の朝に入浴するのがよいでしょう。ただし、シャワーでは入眠効果はあまり期待できません。朝の入浴は、体温を上げ覚醒を強めてくれますが、その後、体温が下がり眠くなる可能性があるので要注意です。

冷え性でも冬の寝室を温め過ぎない

冷え性の方などは、つい体温を奪われないように厚着や靴下の重ねばきをしがちですが、これにも注意が必要です。手足の毛細血管から熱を放出することで深部体温が下がり、眠気が訪れます。このメカニズムを踏まえると、**冷え性対策に靴下をはいて寝るのはむしろ逆効果**です。熱の放散を妨害し、入眠を阻害してしまうからです。

どうしても冷たくて眠れないときは、寝る寸前まで靴下をはいておき、入眠直前に脱ぐようにします。あるいは、レッグウォーマーでパジャマの裾がめくれないようにし、かつ、足首まで温めて足先は出すようにすると、放熱作用を妨害せずにすみます。

湯たんぽを利用したり、電気毛布等であらかじめ布団を温めておくのもよい方法ですが、もちろん電気毛布を利用する際は、スイッチを切って寝るようにしてください。冷え性の方は、運動などによる体質改善で手足の血行をよくすることも心がけてください。

深部体温は睡眠中に下がり、朝になれば上がってきます。**入眠時は室温は少し低めがよいのですが、**明け方に室内が冷え切っていると起きづらくなるだけでなく、朝の頭の状態もスッキリしません。また、健康面でも問題が生じます。とくに中高年以降、明け方に起きやすいヒートショックは、寝室の温度とも関係があります。

明け方に自然に深部体温が上がるよううまくコントロールしていくと、よい目覚めが得られ、一日のパフォーマンスにもよい影響をもたらします。

最強の脳をつくる睡眠フレーズ

快眠は自ら求めて行動を起こさなければ、
手に入らない。

14

昼間の活動量を増やし体温を上げておく

「外に出る、日光を浴びる」のもたらす「頭スッキリ」効果

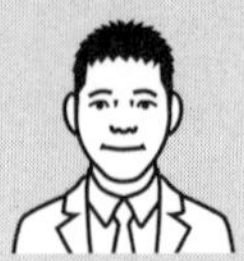

KIDA

立つ、歩く、温める

多くの名著を遺された評論家の外山滋比古氏が『思考の整理学』で、思考の形成に役立つ状態として、「三つの最中」つまり「三中」を挙げています。その「三中」とは無我夢中、散歩中、入浴中。単純な作業や動きの最中は、脳が素晴らしいアイデアの浮かぶ状態になっているということでしょう。

たしかに、好きな読書に熱中していると、思考が深まると同時に、精神が整うような感覚が得られます。

考えごとや悩みごとがあるとき、私はよく散歩をするのですが、近所をゆっくり一周して帰宅するとたいていアイデアはまとまり、悩みごとの答えも見つかっています。

同じような目的で銭湯へ行くこともあります。お風呂も考えごとには最適です。長く湯

船に浸かるとのぼせてしまいますから、足だけ浸けて1時間でも2時間でもボーッとしています。足が温まっているだけでも血流がよくなり、まさに「頭寒足熱」の状態になります。

これら「三中」によって「頭が冴える」効果が期待できるわけですが、日中に立つ、歩くなど体をよく動かすことも同様に前頭葉を刺激します。

前頭葉は、記憶を引き出す、論理的に考える、適切に判断するといった生きるうえで重要な働きをしているだけでなく、クリエイティブ思考や発想力を高めたり、考えを切り替える作業を行ったりします。その人がその人らしく、持てる能力を発揮していくために機能します。

さらに、睡眠の観点からも計り知れないメリットがあります。

日中にしっかり体を動かして体温を上げておくと、体内の活動性を高めてくれるセロトニンというホルモンがストックされるといわれています。そのセロトニンが夜になると睡眠ホルモンであるメラトニンの分泌を促し、夜の睡眠に好影響をもたらすのです。

ホルモン分泌のメカニズムについては、次項目で西野先生にご解説いただきましょう。

本項目では、**日中の活動と睡眠の関係**についてふれていきます。

「一日のどこで体を動かすか」を意識する

日中に体を動かすといっても、ランニングやスポーツを毎日継続するのは現実的に難しいでしょう。ここでいう日中の活動とは、日常のなかで立っている時間や歩く時間を少し増やす程度のことと考えてくださって結構です。

一日中パソコンの前で作業をする職種の方は、肩や腰がガチガチに固まりがちです。肩こりや腰痛といった身体的な不調を感じながらも、仕方のないこととあきらめているケースも少なくないでしょうが、**昼間にできるだけ立つ機会を増やす**ことをおすすめします。

座っているときよりも立っているときのほうが前頭葉の働きがよくなり、認知能力や集中力、判断力が上昇することが研究で明らかになっています。

最近、取り入れる企業が増えていると聞くスタンディングデスクで、立ってパソコン作業を行うのも一つの方法です。自宅でのリモート勤務でしたら、ちょうどよい高さの台や家具を利用するのも一案でしょう。

勉強や会議なども、立った状態で行ってみるといいかもしれません。とくに、アイデアや判断が求められる場面では、じっと座っているよりも立っているほうが、雑念がふり払われます。

私も、職場で長い電話対応になった際など、席で立ってみることがあります。「なんで立ってるの？」と周囲からいぶかしがられることもありますが、立つことで脳に刺激が与えられ、集中力や持続力が増す感覚が得られるのです。

ちなみに、足は第2の心臓といわれています。現代人は、手指はパソコンでよく動かしているのですが、足指はお留守になりがちです。そこで、**「足指グーパー」**をやると血流がよくなり、脳が活性化します。靴を脱いでやるとリラックス効果も高まります。

運動不足を自覚していても、解消のための時間をとれないのが現実だと思います。だからこそ、「一日のどこで体を動かそうか」と常に意識しておくことがたいせつで、そのためには自分が楽しみながら実践できる方法をたくさん知っておくことが、実践の助けになります。

ベランダや外階段で深呼吸10回

オフィス勤務や自宅でのリモート勤務が基本で外へ出るのが難しい環境の方は、**昼休みにできるだけ外出**しましょう。そして、トイレのついでなど細切れ時間を利用して、ベランダや屋上へ出ることをおすすめします。

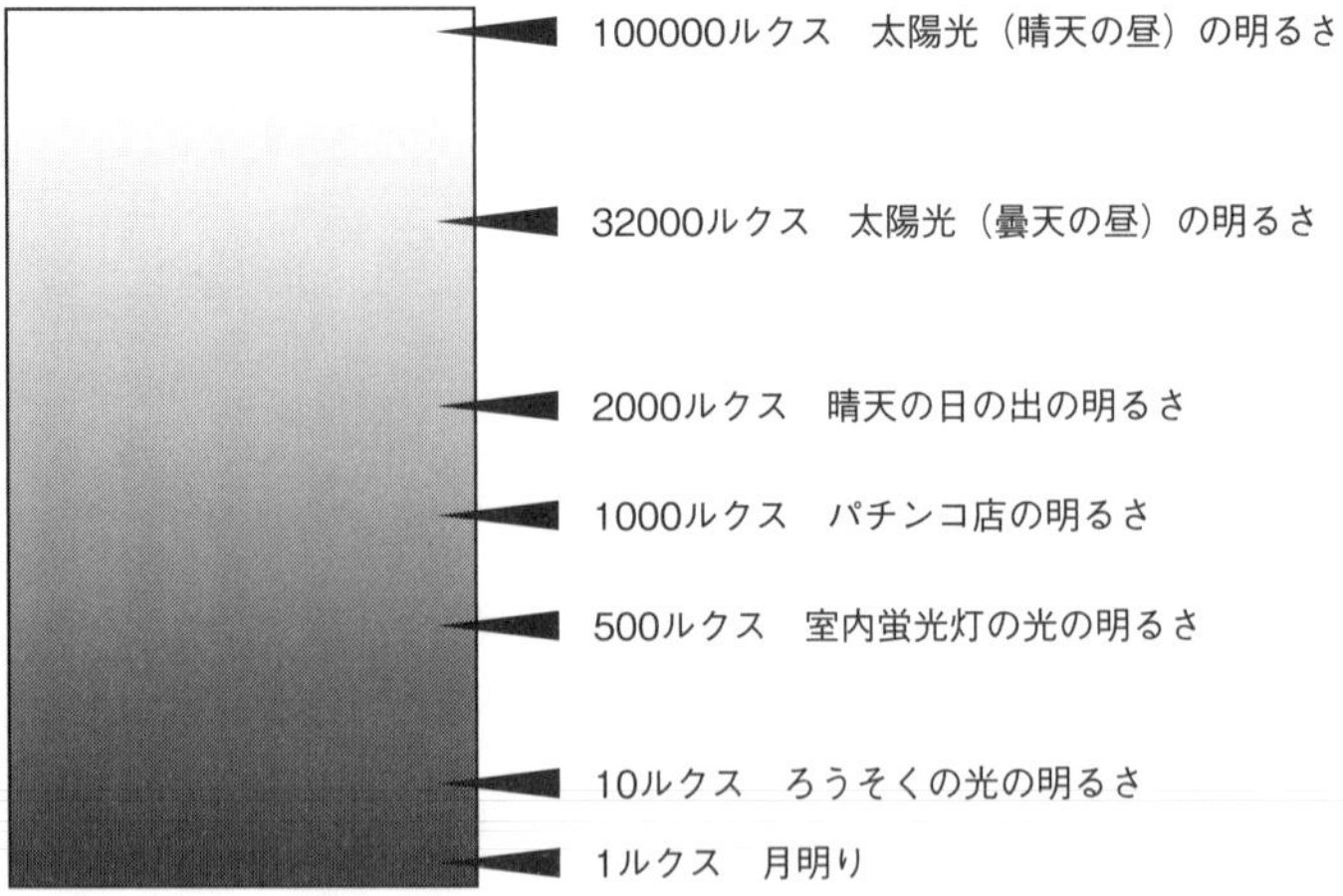

■生活の「照度」ものさし

私はよく子どもたちに、**「一日1回、ベランダに出て空気を10回吸おう」**と提案しています。このとき遠くを眺めるようにすると、頭がスッキリします。

オフィス内の**日当たりがいい場所で休憩したり、窓際へ行く**だけでも効果があります。

室内の蛍光灯の明るさは５００ルクス程度で、昼間の晴天太陽光は10万ルクス程度。普段、室内で過ごしている人は、自然の太陽光の２００分の１程度の光しか浴びていないことになります。しかし、曇りの日でも３万２０００ルクス程度の明るさがあるため、とくに窓際は有効活用してほしいスポットです。

もちろん、曇りでもどんどん外へ出ましょう。外階段があるオフィスならば、エレベーターを使うより健康やダイエットにもよいというおまけもついてきます。

移動して場所を変えることで、脳の海馬にある「場所ニューロン」という組織が刺激され、海馬全体が活性化するといわれています。**脳が「これまでと違う場所」と認識してリフレッシュされるので、昼休みや休憩時に移動してみると頭の働きが活発になります。**

出勤した日の昼食時におすすめなのは、自前のお弁当やお店からテイクアウトしたランチを公園のベンチなどで楽しむ**アウトドアランチ**です。オフィス街のパブリックなフリースペースを利用してもいいですね。

居心地がよいと感じる、お気に入りの場所を見つけておくのがポイントです。太陽の光に当たり、公園の緑や花壇を眺めながらとるランチは、体温を上げる効果だけでなく、午後からの集中力によい影響を与えてくれます。光や風など自然のなかにある揺らぎを感じてみてください。

昼と夜は24時間のなかでつながっており、夜の睡眠と昼の生活は互いに影響を与えあっています。日中の覚醒度を高めることは、その日の夜の睡眠によい影響を与え、次の日の脳の働きをさらに高めてくれるというよい循環を生みます。

今日からSTART!

- 日中できるだけ外出して体温を上げる
- 外出できないときはベランダや窓際で日に当たり、深呼吸10回
- 仕事場での長電話は立って話す
- 座業の際は靴を脱いで「足指グーパー」
- 公園で光と揺らぎを感じながらアウトドアランチ

15

睡眠ホルモンが出やすくなる習慣を実践する

夜に光を浴びない生活でメラトニンの分泌がスムースに

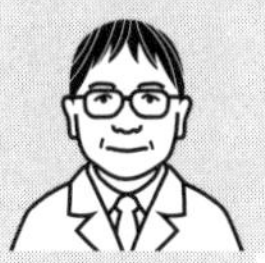

NISHINO

夜の眠気の正体とは

どのような生活リズムを保てば夜の睡眠をよりよいものにできるのか。ここでは、眠気が起こる仕組みにふれながら、生活改善のポイントを紹介します。

本章では、生体リズムと睡眠の関係を取り上げていますが、**生物の生体リズムを司る体内時計の中枢は、脳の視床下部の「視交叉上核」というところにあります。**視交叉上核は、体温、ホルモン分泌リズムなど、人間に備わっている24時間周期の体内リズムをコントロールしています。人間の体内時計は24時間ちょうどではなく24時間より少し長いので、その微妙な誤差をリセットするのが**朝の太陽の光**です。

網膜で感知した太陽の光によって、視交叉上核から活動開始の信号が発信されます。**視交叉上核はいわば、全身の体内時計を統括する指揮者のような存在**なのです。

このとき、視交叉上核からの情報が上頸部神経節を介して脳の松果体に伝達されると、**メラトニン**というホルモンの分泌が抑制されます。このホルモンが、夜に脳の松果体で分泌されるために体温低下や眠気を誘発します。メラトニンの血中濃度が高くなると眠くなることから、睡眠ホルモンとも呼ばれています。

朝の光を感じると、網膜にある視覚には関係しない「メラノプシン」という受容体が視交叉上核へ信号を送り、メラトニンの分泌は抑制され、私たちは覚醒状態に入ることができるわけです。

睡眠ホルモン「メラトニン」

睡眠ホルモンであるメラトニンの材料になるのが**セロトニン**です。幸せホルモンとも呼ばれる、私たちの覚醒を司る物質です。

私たち研究者は、睡眠と覚醒のメカニズムに関連するさまざまなホルモンを分子レベルで研究しています。たとえば、セロトニンを染色する技術によってこのホルモンが脳だけでなく腸にも存在し、体内のいろいろな場所にストックされていることがわかってきました。

セロトニンは必須アミノ酸であるトリプトファンから合成され、太陽の光や身体活動に

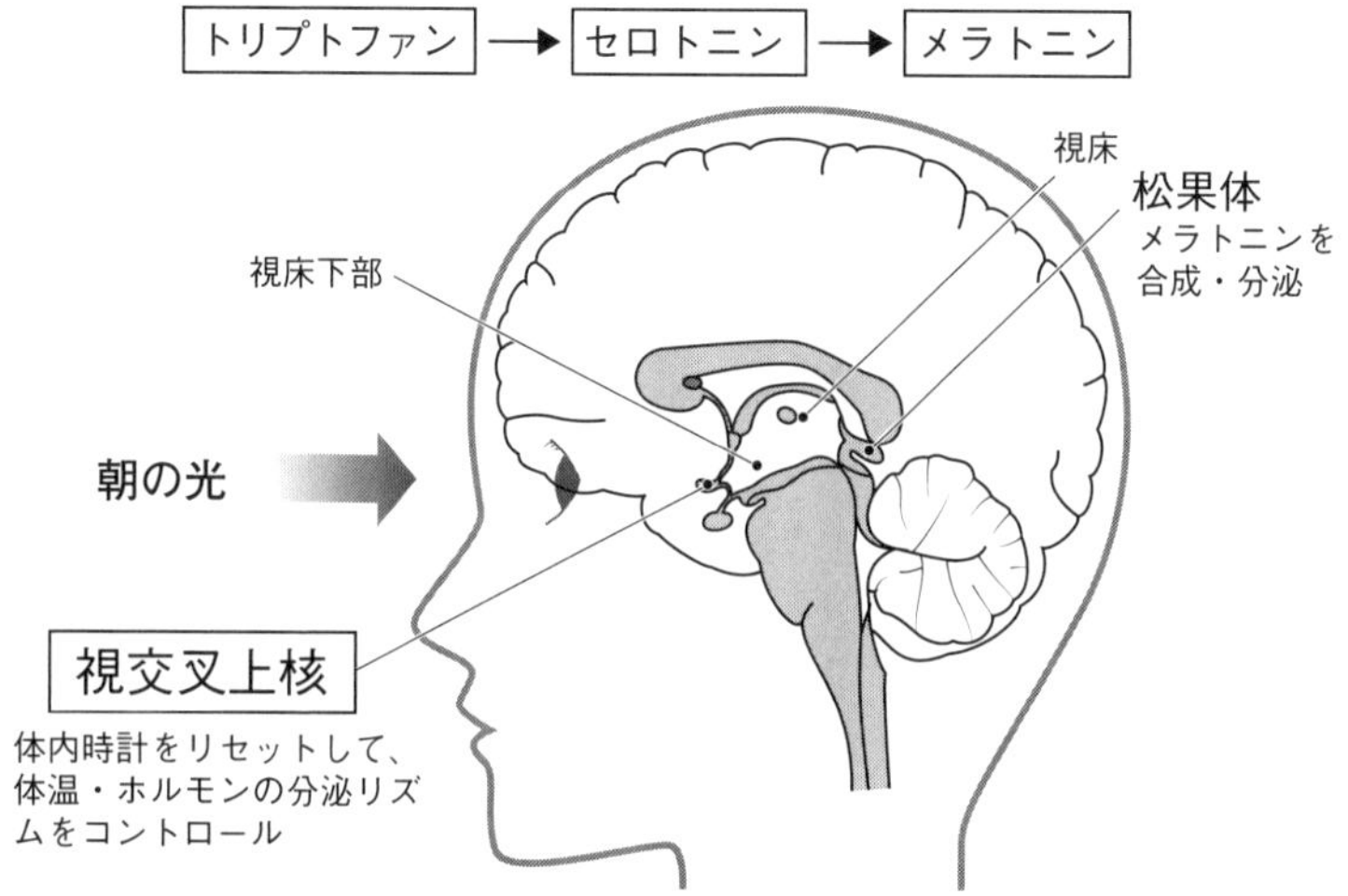

■「視交叉上核」は体内時計の指揮者

よって合成が促進されます。セロトニンは脳や体で蓄えられていますので、数日程度光を浴びなくてもとくに問題はありませんが、北欧で見られる季節性感情障害（太陽が一日中出ない極夜の時期に現れる鬱症状）は、セロトニンの減少がその要因だと考えられています。

合成・貯蔵されたセロトニンの大部分は、脳や体で神経伝達を担いますが、一部がメラトニンの材料になり夜間に合成、分泌が起こります。メラトニンはセロトニンとは異なり、脳で蓄えることができず、日没の数時間後の夜間になると合成され、すぐに放出されます。

そのうえ、メラトニンのスムースな分泌には条件があり、夜になって光を浴びるとすぐに合成の抑制が生じます。

質のよい睡眠を得るためには、朝起きたら

カーテンをシャッと開けて光を浴びる、日中に太陽の光をたくさん浴びて活動するといったことが欠かせないのですが、**いちばんたいせつなことはメラトニンが夜にしっかりと分泌される習慣を身につけること**です。

なかでも心がけたいのは、**就寝前に光を浴びない**ことです。

夜の過ごし方が質のよい睡眠の基軸

都市部に住んでいる方はよくおわかりだと思いますが、夜に会社や学校から帰宅する間、私たちはずっと何らかの光を浴びています。治安の観点からはありがたいことですが、街灯やコンビニや店舗の灯りは脳にかなりの刺激を与えます。

帰宅後、リラックスしながら利用するテレビやパソコン、スマホからも光が発せられています。とくに、スマホやタブレットから発せられるブルーライトと呼ばれる短い波長は、メラトニンの合成を阻害することが多くの研究からも明らかです。

そこで、質のよい睡眠のために、夜の時間をできるだけ暗い環境で過ごすように心がけてください。私の場合、夕食後は、好きな音楽をかけてゆったりと過ごします。リビングを間接照明に切り替えて静かにしていると、しだいに眠気が訪れます。とても心地よい状態ですから、他のことはもう何ひとつやりたくなくなります。たとえば、「書類にサインを」といった些細な作業を妻に頼まれても、脳がまったく反応しないほどです。メラトニンの血中濃度がとても高まった状態で副交感神経が優位になっているわけです。

それぞれの家庭環境や居住要因もあると思いますが、個人個人が夜の過ごし方を意識するだけでも睡眠の質は変わっていくでしょう。寝室を蛍光灯やLEDから暖色系の間接照明に替える工夫でも、メラトニンの合成阻害を防げます。

光を制するものは睡眠を制する、とよくいわれます。これは、朝、昼、夜で光とのつきあい方を変えようという意味ですが、睡眠研究の立場から少々大げさにいえば、メラトニンを制する者は睡眠を制する、というくらい夜の過ごし方がたいせつになってきます。これがよい睡眠習慣を循環させる基軸になります。

加齢による睡眠トラブルを助けるサプリや薬

これまでも寝室環境やデバイスとのつきあい方を気にかけてきたけれど、よい睡眠がとれないという方もいるかもしれません。メラトニンは年齢とともに分泌量が減少します。中途覚醒をはじめとする睡眠の問題が生じるのには、そうした理由もあります。

欧米では、メラトニンそのものがサプリとして入手できますが、日本では認可されていません。メラトニンが睡眠や覚醒だけでなく生殖系、細胞増殖、炎症反応にも作用する可能性があることから、慎重に扱われてきました。最近、日本で子どもの神経発達症にともなう入眠の困難さを改善するメラトニン製剤（メラトベル）が承認されましたが、この際、メラトニン欠乏が神経発達症の病態にかかわっている可能性があり、いわゆる補充療法になります。

さまざまな研究を経て、末梢の副作用が少なく、睡眠リズムの乱れなどのトラブル改善のために、２０１０年に日本でも合成のメラトニン受容体作動薬（ロゼレム）が処方薬として承認され、向精神病薬の指定がない（依存性が極めて少ない）睡眠薬として認可されています。

ロゼレムは、脳内のメラトニン受容体（M１、M２受容体）に作用し、メラトニン作用を発現し、睡眠、生体リズムに働きかけることで、メラトニンと同様の仕組みで自然な睡眠を促します。

これらの薬は、メラトニンで危惧される、生殖系への作用や炎症を誘発するといった全身の副作用は少ないと考えられています。ですから、加齢にともなうメラトニン不足による不眠には効果があるのですが、働きざかりで規則正しい生活を送っているのに寝つきが悪いという人には効果が薄いケースがあります。

生体リズムとホルモン分泌の異常を正す薬ですから、どんな不眠の問題にも対応できるわけではないということです。そういう意味では、異常が存在する人には合目的な治療法

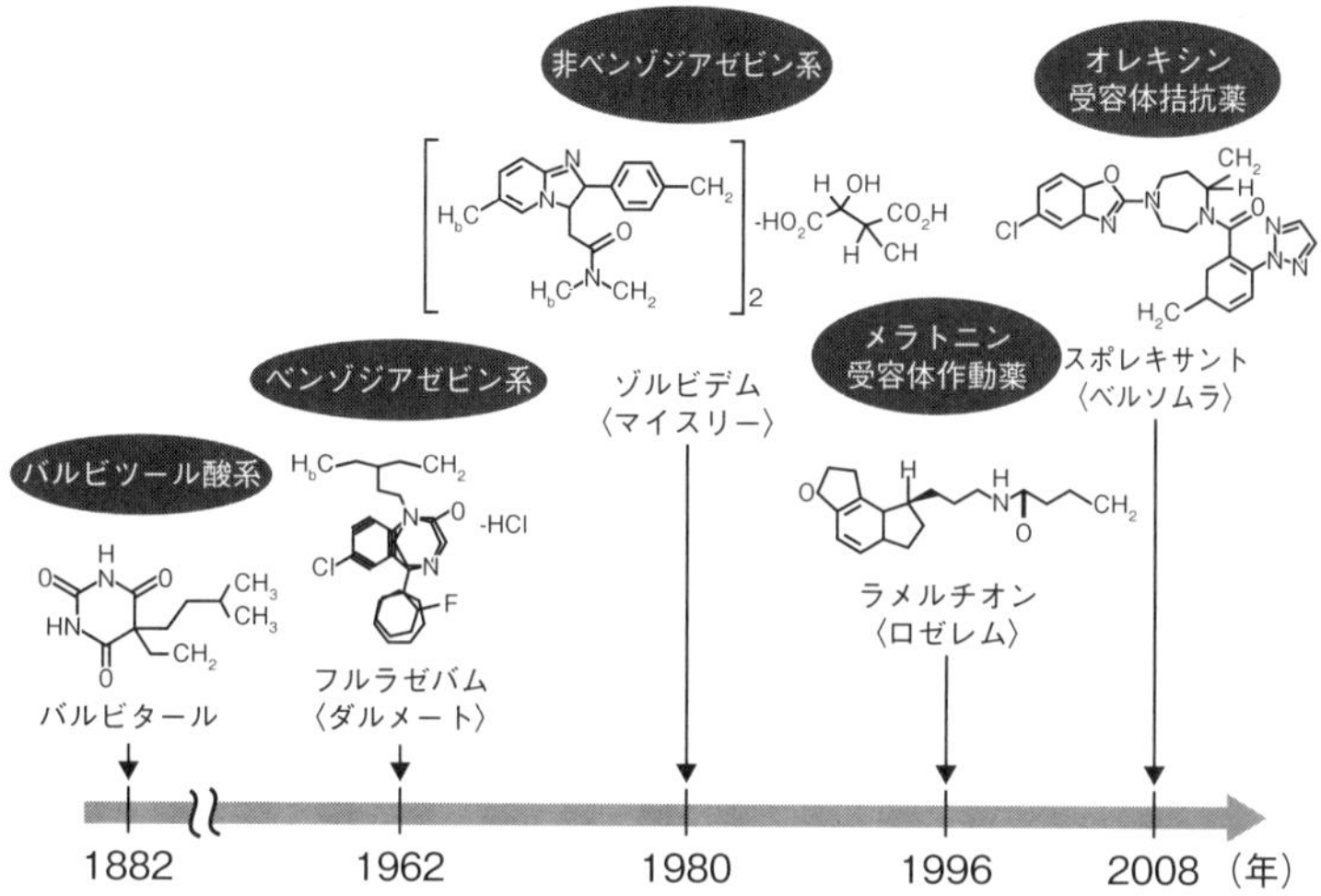

■睡眠薬の歴史

だといえます。

このように、自然な眠りへと導いてくれる薬が開発されたことは、睡眠に悩みを抱える方にとって朗報です。

ただし、薬による睡眠改善に頼る前に、まず生体リズムを整えたり生活習慣の見直しを行うことが基本ですし、そのためには睡眠の正しい知識も必要です。

昼間に光を浴びることがわりと取り組みやすいのに対して、夜に光を浴びない習慣は少しハードルが上がってしまうのは仕方のないことですが、ぐっすり眠ってスッキリ目覚め、仕事や勉強で最大限に能力を発揮できる毎日を送るには、メラトニンがしっかり分泌されるような生活習慣がとても大事になってくるのです。

最強の脳をつくる睡眠フレーズ

宵越しの光は浴びない。

16

週末こそ早寝で睡眠リズムをリカバリー

月曜朝のスタートダッシュに大差をつける

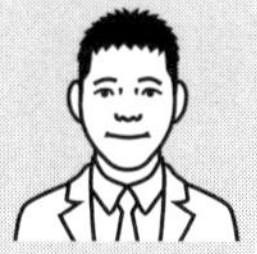

週末の「飲み」が睡眠不足の元凶!?

平日は寝つきが悪かったり中途覚醒したりするのに、週末はぐっすり眠れるという声を大人の睡眠面談でよく聞きます。「明日は休みだ！」「会社に行かなくていい」と考えるだけでゆったりした気持ちになれるため心地よく眠りにつけ、深い睡眠がとれるのでしょう。

この現象は、多くの方に起こり得ると思います。だとしたら、これをうまく利用しない手はありません。1週間がんばった自分をねぎらうためにも、金曜日の夜は特別な日にしてみてはどうでしょう。

ただし、自分へのご褒美に飲みに行くのでも、カラオケで発散するのでもありません。むしろいつもより早く帰宅して、金曜日こそ早く寝るのです。

睡眠面談を行うなか、これまで私が頻繁に感じてきたのは、**金曜日の夜の飲みでつまず**

いている人が多いということです。

金曜日に飲みに行くと、解放感から「もう一軒」ということになりがちです。すると帰宅が遅くなり、就寝時間が後ろへずれ込みます。コロナ禍で増えた自宅飲みも、終わり時間がないためについ長々と飲み続けてしまうという話をよく聞きました。

夜遅くまで飲み食いしていると、翌日の体調に響きます。二日酔いになったり、昼まで起きられなかったり、一日中ゴロゴロしていたりで、生活リズムと土日の睡眠が大幅に狂ってしまいます。

そうなると結局、スッキリした休日を送れないまま月曜日の朝を迎えるわけです。体はしんどいし、気分は最悪でしょう。でももっと最悪なのは、脳の働きが万全ではない状態で仕事に臨まなければならないという点です。

本来発揮できる集中力や思考力を発揮できないまま週のスタートを切るか、周囲にちょっと差をつけて最高のスタートを切るか。カギは、金曜日の夜というところにあると私は考えています。

金曜日の早寝はいいことずくめ

金曜日の早寝は、実はいいことずくめです。

仮に普段より1時間早く寝たとしたら、翌朝の土曜日は1〜2時間ほど長く寝ていてもオーケーです。何せ解放感あふれる金曜日は、「次の日が休み」という安心感からよく眠れる環境が揃っています。このタイミングでガツンと眠れば、深く質のよい睡眠が得やすくなります。

こうして、**金曜日に普段より2〜3時間多く睡眠をとれたら、たった一晩でも脳はかなりリフレッシュされ、生体リズムの乱れも起きません。**心身のリカバリーもスムースにいきます。

お酒が好きな方は、土曜日の夕方のなるべく早い時間から飲み始める習慣に変えていってはどうでしょう。夜遅くから飲み始めると、睡眠を阻害する原因になってしまうのですが、飲み始めてから就寝までにたっぷり時間があれば、体への負担は最小限ですみます。

些細なことと思われるかもしれませんが、このちょっとした工夫で月曜日の朝が変わります。もちろん、時間や飲酒量などの目安を持っておくことも忘れないでください。

睡眠は、今日このときをたいせつにする気持ちがまず必要ですが、その気持ちを持続させていくためには、実現・持続可能な睡眠習慣の目標を立てるアクションが求められます。

昨日は眠れたけど今日はイマイチということは誰にも起こります。頭の働きが常に絶好調でキープできるわけではありません。一日の積み重ねが1週間をつくり、その1週間が一月、一年の過ごし方へと大きくかかわっています。
1週間単位のリズムを整えるベストな方法を考えてみると、今よりさらによい睡眠習慣が手に入るかもしれません。

今日からSTART!

- 金曜日の夜に「パッと飲みに行く」過ごし方を見直してみる
- 金曜日の解放感を睡眠に向け、たっぷり寝る
- 飲酒や飲み会は土曜日の早い時間帯から始める（週休2日の場合）
- 一日単位から1週間単位へ視野を広げ、睡眠リズムを整える

17

徹夜より、眠くなったら寝る「分割睡眠」

「睡眠圧」が高まったときが深くよい睡眠がとれるタイミング

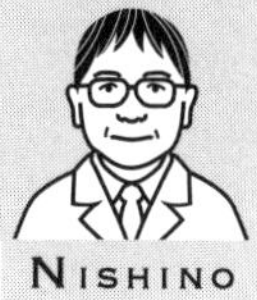
NISHINO

いったん深く眠れば脳が復活

日中に適度な運動をし、頭を使い、ストレスのない生活を送っていると、夜になれば自然に眠くなります。この自然に眠くなる状態を先にお話ししたように「睡眠圧が高まる」といいます。

いつもそのように睡眠を得られればよいのですが、明日までにやらなければならない仕事が終わらない、急に仕事を振られてしまったという状況で、睡眠圧に逆らって徹夜してしまうケースがあります。

眠気と疲れは比例しますから、徹夜は脳への負担も相当なものです。夜通しがんばって労力を費やしたにもかかわらず、あまり成果が得られないということにもなりがちです。

「とにかくやらねば！」の一心で、終わるかどうかもわからないのにズルズルと作業を続けていても、眠気は必ず襲ってきます。そんなとき、私がベストだと考えるのは眠たいときにしっかり寝る**「分割睡眠」**という対策です。

睡眠圧が高まったところで仮眠をとると、いちばん深い睡眠に入れるので短い時間でも目覚めがスッキリします。

本来、睡眠とはまとまった長時間をしっかり眠るのが理想ですが、それが難しいときは、眠くなるのを待って眠気を感じたときにしっかり寝る「分割睡眠」という方法があることを覚えておいてください。

分割睡眠は、徹夜対策のみならず加齢による中途覚醒や短時間睡眠で悩む人にも一つの解決策になります。眠気のタイミングを逃してしまうと、眠たくて仕方ないけど眠れなくなり、生体リズムが乱れる原因になります。眠れないという悩みにさいなまれるよりも、分割睡眠で対策をとったほうが賢いといえるでしょう。私自身が積極的に実践している睡眠方法でもあります。

具体的な方法を紹介していきましょう。明朝までに仕上げなければならない仕事があるとき、作業にかかる時間をあらかじめ逆算しておき、**眠くてたまらない状態になったときに15分、30分、1時間など細切れに寝ます。**もちろん、しっかりとスマホのアラームをかけておきます。

睡魔に負けて机やソファでウトウトという眠り方がいちばんもったいないので、寝床できちんと横になるのがコツです。

目覚めたら、体を温める、立つ、歩くなどで体を動かし、脳を覚醒させる行動をとると頭がスッキリし、すぐ仕事や作業を再開できます。

今日の徹夜は、今日一日のダメージでは終わりません。脳と心身の疲れとして確実に蓄積されていきます。睡眠負債をさらに増大させ、記憶力をはじめとする脳の持つ力を削りとっていくことにもつながります。

賢い時差ボケ対策

普段の暮らしのなかでは規則正しい生活を送っている人でも、生体リズムが乱れるきっかけになってしまうのが、**海外出張などの際の時差ボケ**です。私も住まいのあるアメリカと日本を頻繁に行き来していますので、時差ボケは身近で深刻な問題です。

私たち人間にできる時差の調整は、一日1時間程度といわれています。滞在先や日数によっても異なりますが、たとえば、ビジネスパーソンが、サンフランシスコへ1週間出張するとしたら、日本はアメリカより17時間進んでいるので、時差は17時間あります。

では、現地の時間に慣れるのに体内のリズムを17時間遅らせて、17日かかるのかといえばそうではありません。**時差調整は合わせやすいほうにずれていく**傾向がありますから、

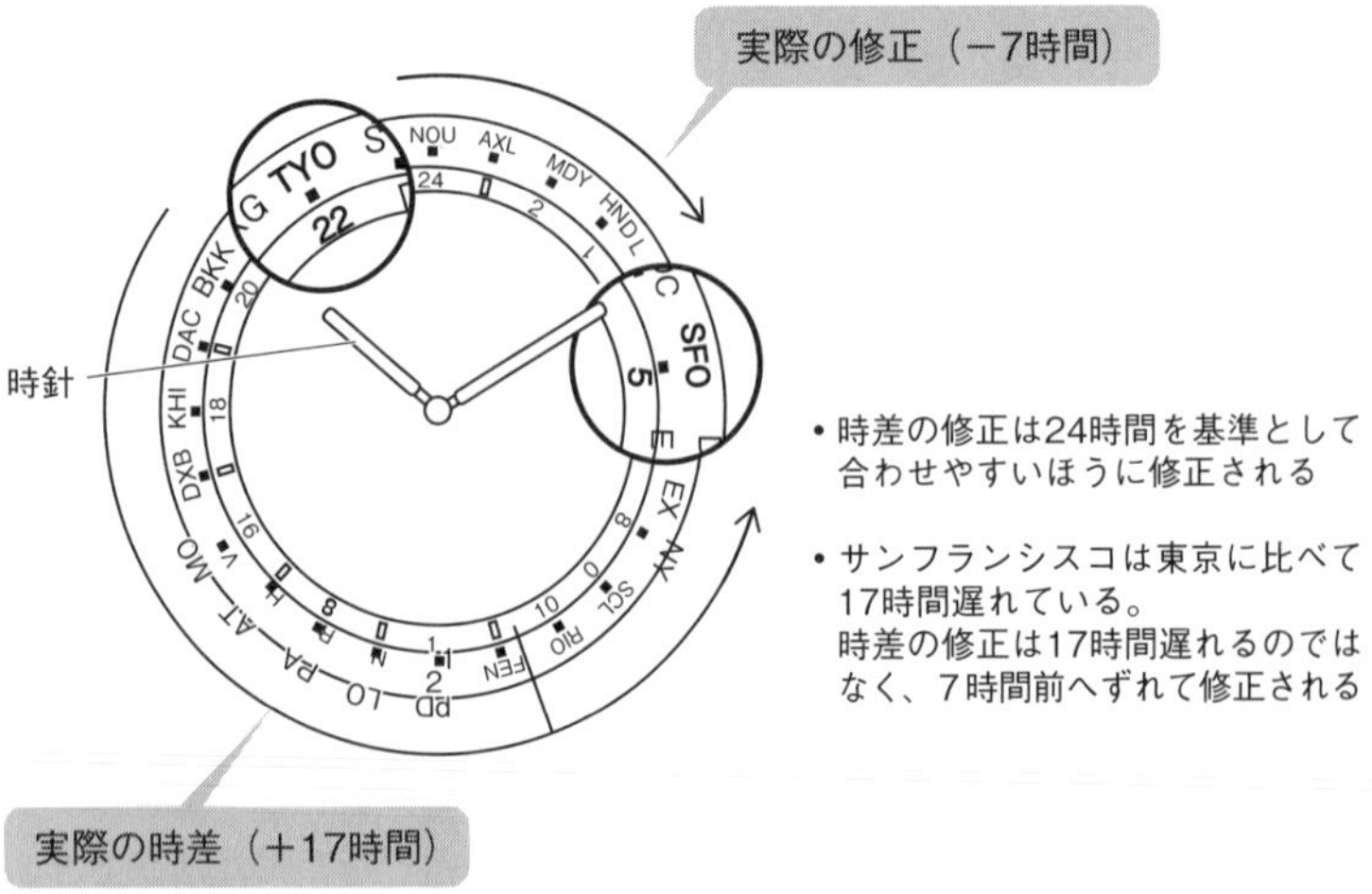
実際の修正（−7時間）
時針
実際の時差（＋17時間）
TYO
22
SFO
5
• 時差の修正は24時間を基準として合わせやすいほうに修正される
• サンフランシスコは東京に比べて17時間遅れている。
時差の修正は17時間遅れるのではなく、7時間前へずれて修正される

■時差修正の仕組み（東京−サンフランシスコの移動の場合）

24時間から17時間を引いたマイナス7時間のほうへ、つまり、**前へずれて調整しようとする**のです。

一方、さまざまな研究から、時差ボケは、前へずらすよりも後ろへずらすほうがラクだということも実証されています。たとえば、毎日1時間ずつ早く起きるのを、1週間続けるのと、毎日1時間ずつ遅く起きるのを1週間続けるのがどちらがラクかを考えると誰の目にも一目瞭然です。

日本から米国西海岸に渡米し、毎日1時間前倒しをして、7日間かかってやっと現地のリズムに合わせたとしたら、リズムが合った頃にはもう帰国しなければならず、日本に戻ってリズムを戻すのにまた7日間かかることになります。

いったいどうしたら……と思ってしまいま

すね。

時差ボケ対策といえば、できるだけ現地の時間にアジャストしなさい、太陽の光を浴び、食事をしっかり摂って、ジムで体を動かしなさい、などとこれまでいわれてきたのですが、**2、3週間以上の長期滞在でない場合は、無理に時差を合わそうとせず、現地でも日本と同じリズムで過ごしたほうがよいケースも多い**と私は考えています。

体調のためには、眠たいときには寝て、疲れをためないのがいちばん大事です。必要な睡眠時間を確保することを最優先に、無理に時差調整でジタバタせず、会議や取材などの仕事のときだけ気合で乗り切るのも一つの方法でしょう。日本に仕事で帰国した際、私はそうしています。そのためには、許すかぎり、休養、睡眠を取るのが前提です。

困るのは、いわゆる懇親会などの会合です。今はそうした会は減っていますが、日本の夕食時間帯は、アメリカでは夜中の2時や3時に当たります。すべてのお誘いに応じていたら、睡眠不足で頭が働かなくなり、会議や打ち合わせにも集中できなくなってしまいますから、優先順位をつけ、できるだけ普段どおりの睡眠時間を確保するように努めます。

若い頃はそうもいかないのでたくさん失敗もしましたが、仕事を重視するならば睡眠への意識を常に忘れないことです。懇親会の間にトイレに行き、自分のほっぺたを叩いたりして、「私は一体何をしているのだろうか」などと思ったのは、今から思えば懐かしい経験です。

安定した生体リズムで毎日を過ごせていれば、多少乱れてもまたもとのリズムに戻ろうとする力が自然に働くことを覚えておいてください。

最強の脳をつくる睡眠フレーズ

時差は無理に合わせるより、享受すべき。
「眠気」に抗うな。

18

夜はドカ食いしない

夕食よりも朝食、
昼食を楽しむ習慣で
眠りの質をキープ

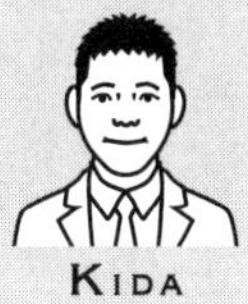

KIDA

食べる楽しみは朝＆昼に

睡眠のリズムを整えるための、たいせつな要素となるのが毎日の食事です。忙しい生活のなかで、毎日同じ時間に、栄養面も充実した食事をしっかり摂れる方は少数派かもしれません。残業で食べるタイミングを逸したり、仕事関係の会食が入るなど、とくに夕食は不規則になりがちです。

仕事や勉強会を優先して睡眠を削るのと同じ感覚で、夕食をないがしろにしていると、これもまた睡眠によくない影響を及ぼします。**睡眠の質を下げない夕食の摂り方**を知っておきましょう。

夜の食事には、ストレス発散や一日がんばった自分へのねぎらいといったプラスαなものがついてまわりがちです。昼は活動のためのエネルギーが必要ですが、夜も同じようにカロリーの高いものをお腹いっぱい食べてしまうと、寝ている間に腸が消化活動を必死で行わねばならず、指令を出す脳も働きっぱなしになり、睡眠の質を下げてしまいます。

そこで、夕食は量のコントロールがカギになります。**コツは、食事の楽しみを朝食や昼食にもってくること。**自分へのご褒美としての好物などを、できるだけ朝や昼にまわします。夕食は生物として生命を維持するという目的だけを考え、ストレス発散やご褒美といったプラスαな要素を極力減らしましょう。**「ご褒美は朝か昼」**と念じるだけでも、食生活を変えられます。だまされたと思って、ぜひ試してみてください。

私はお酒をあまり嗜まないのですが、ときどき飲み会などに参加すると、飲んでいない私と同じか、もしくはそれ以上に食べる方が多いことに驚きます。以前、回転寿司でどれくらい「食べられるか」という話になり、私が「夫婦で10皿だった」と言うと驚かれました。一人で20皿、30皿という人も少なくないようで、逆にこちらが驚いたのですが。

私も、スポーツをしていた学生時代は、ラーメンチャーハンセットや大盛からあげ定食をガッツリいっていました。しかし、社会に出て、とくに生徒指導やみんいくにかかわるようになってから、お腹いっぱい食べることは自然に控えるようになっていきました。

仕事で帰宅が8時や9時まで遅くなったときは軽食で済ませ、入浴もシャワーで終わらせて、もう何とか早く寝ようということだけを考えて行動します。余計なことは何もせずに、とりあえず寝ることを最優先するのです。そうでないと夜10時に寝る習慣を保つことは難しいのです。

よい睡眠のためにも、夜はドカ食いせず軽食程度で。私の経験からもいえることですが、食生活を変えることが睡眠習慣改善のきっかけになるのは間違いありません。

夜遅くお腹いっぱいになるまで食べない

残業などで帰宅が遅くなると食事の時間も遅くなりますが、ドカ食いしないこととあわせて、**寝る直前まで食べない**心がけもたいせつです。

では、帰宅が遅くなったときは空腹を我慢してそのまま寝てしまったほうがいいのかといえば、そうでもありません。空腹は、覚醒を司る脳内物質のオレキシンを活性化させるといわれているからです。

そもそも生物は、空腹であれば覚醒を強めて食べ物を探す必要があるため、空腹時にオレキシンが増加するのでしょう。生物本来の欲求に、脳が従ってしまうのです。

夕食が早めで**寝る前に空腹を感じたときや、残業で夕食が遅くなってしまった場合は、消化活動に負担をかけないスープやヨーグルトなど軽めの食事を摂る**ことをおすすめします。

そうした食生活を送っていると、朝目覚めるとお腹がグーグー鳴ります。朝食がとてもおいしく感じられるようになります。私も起床後5分で朝食を摂るくらい、空腹状態で目覚めるのが習慣になっています。

よく眠れて気分がスッキリ、お腹が空いて朝食がおいしい。そんな状態を習慣化できれば、睡眠の質を下げずにすみ、脳のパフォーマンスを担保できるうえに、体内リズムを乱すリスクも最小限に抑えられます。

今日からSTART!

- 「ご褒美は朝食か昼食で」と念じ、夜は軽めに済ます
- 夜を抑える分、朝&昼の食事を工夫し楽しむ
- 夜遅くなったときはお腹いっぱいになるまで食べない
- 飲み会でハメを外して食べ過ぎないようにする
- 空腹を我慢せず軽食を摂ってから寝る
- 起床時にお腹がグーグー鳴る状態を目指す

19

よく噛む朝食で脳のスイッチをオン

食材のちょっとした工夫が体内時計のリセットに役立つ

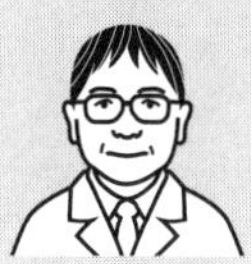

NISHINO

よい睡眠をもたらす食事のカギは朝食

スッキリと目覚め、朝から頭の働きを全開にするために朝食は欠かせません。私は毎日朝5時に起き、ベーコンエッグとご飯、味噌汁を自分で作って食べ、朝の光を浴びながらクロスバイクを15分ほど漕いで大学のラボへ出勤します。これが何十年ものルーティンです。

朝の太陽の光には、体内時計をリセットする働きがあります。それと同じように**噛むという作業が、脳に刺激を与えて覚醒作用をもたらし、生体リズムを整えてくれます。**朝起きてこれから仕事だというとき、モチベーションを上げるシグナルになるのがよく噛む朝食なのです。

私たちの実験で、よく噛んで食べるマウスは、噛まずに食べるマウスに比べて海馬での神経細胞の再生が活発に起こったと報告しました。私が毎朝摂っているベーコンは、カリカリに焼くとしっかり噛まなければなりませんから、朝食には打ってつけといえます。

味噌汁がいいのは、栄養価もさることながら、**温かいものが深部体温を上げてくれる**からです。

スムースな入眠は、深部体温が下がるタイミングを逃さないことだと先にお話ししましたが、**覚醒を促すにはその逆の、深部体温が上がる工夫をすればよい**のです。

味噌汁やスープなどの汁物や、ホットコーヒーやホットミルクといった飲み物を朝食に取り入れる工夫をしてみましょう。生野菜のサラダを温野菜に替えてみるのもいいでしょう。

また、汁物は、根菜類など歯ごたえのある具を大きめに切ると、よく噛んで食べることができ一石二鳥です。

よく噛む、温かいものを

朝食の味噌汁は、体温を上げてくれることと、具だくさんにすればよく噛む習慣にもなるという2点においておすすめですが、実はおすすめのポイントがもう1点あります。

味噌に含まれる栄養素が、睡眠に深く関係しているのです。

夜になると分泌される睡眠ホルモンである、メラトニンの材料になるのがセロトニンであることはすでにお伝えしました。セロトニンは、昼間に太陽の光を浴び、活動して体温を上げることで、脳内や体内のさまざまな場所に蓄えられますが、この**セロトニンをつくる原材料になるのが、必須アミノ酸のトリプトファン**です。

トリプトファンは、大豆、納豆、ごま、チーズやヨーグルトなどの乳製品、バナナ、魚介類や肉類などのたんぱく質に多く含まれています。ですから、豆腐入りの味噌汁などは、睡眠ホルモンをスムースに分泌させるのに役立つメニューの代表といえます。

必須アミノ酸は体内で生成することができませんが、バランスのよい食事を心がけていればそれほど神経質になる必要はないでしょう。質のよい睡眠を求めるのならば、夜の食事を軽くし、朝からしっかり食べる習慣を実践してみてください。

ただ、トリプトファンが含まれる食品を摂るのはもちろんたいせつですが、朝食で摂ったトリプトファンが日中の活動のおかげでその日のうちにセロトニンになり、そのセロトニンがその日のうちにその夜のメラトニンになるといった単純なことではありません。

セロトニンは体内のさまざまな場所にストックされていて、トリプトファンが摂取されなければ合成されないわけではないのです。

また、セロトニンは太陽の光を浴びることで分泌されますが、日本のような気候では、数日くらい太陽の光を浴びなくても大きな影響はないでしょう。

ただ、毎日の生活で、太陽光を好んで浴びる人と、太陽光を回避する人では、年間を通じて照射量は大きく変わることも覚えておいてください。太陽光を回避すれば、太陽光で活性化されるビタミンDの量も減ります。ビタミンDは、食物からのカルシウム吸収を促し、血液中のカルシウム濃度を一定の濃度に保つ働きがあり、骨格を健康に維持するのに役立ちます。骨量を保ち、骨粗鬆症を防ぐためにもビタミンDは必須です。

毎日を食事から見直してみよう

本章では、生体リズムと睡眠の関係についてお話ししてきました。よい睡眠はよい生活サイクルから生まれますから、睡眠のリズムを整えたいとき、食事に目を向けてみるのも一つの方法なのです。

先にお伝えした、私が顧問を務めるブレインスリープ社の睡眠と食事に関する調査（2020年）によると、**食事の習慣と睡眠の状態に関係がある**ことがわかりました。朝食を週7日摂っている人の割合は、睡眠偏差値が高かったTOP1000名では79％にも上った一方で、睡眠偏差値が低いWORST1000名では52％に留まりました。

夜食は、TOP1000名の83％が食べないと答えるのに対し、WORST1000名の食べない人は39％であり、61％の人が夜遅い時間の飲食をしていることがわかりました。

毎日の食事は、体内時計に影響を与えるため、できれば朝、昼、夕、一日3回の時間を一定にするのが理想です。それが、よい睡眠リズムを保ち、質のよい眠りを得る習慣へとつながっていきます。

最強の脳をつくる睡眠フレーズ

健康を心がけることによって、
睡眠は必然的によくなる。

3章

メンタルが安定する睡眠

20

対人関係の不安を感じたら睡眠時間を増やす

睡眠は
コミュニケーション力や
メンタル力と
深くつながっている

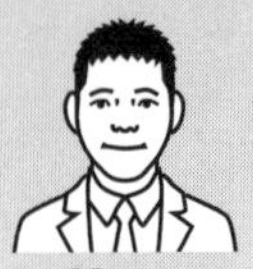

KIDA

睡眠不足は人間関係のリスクを高める

たっぷり眠れ、心地よい目覚めが得られたら、「今日も一日がんばるぞ」と元気で前向きな気持ちになれます。反対に悩みや心配ごとがあるとよく眠れず、目覚めも悪く、冴えない気分のまま一日を過ごすことになってしまいます。

睡眠は、体だけでなく心にも大きな影響を及ぼします。本章では、**睡眠を味方につけてタフなメンタルで毎日を生きていくにはどうすればよいのか**をお伝えしていきましょう。

私たちが社会で生きていくためには、人と人との関わりが欠かせません。そのために求められるのがソーシャルスキルです。たとえば、挨拶ができる、上手に人の話を聴ける、あたたかい言葉をかけられる、うまく断ることができる、トラブルの解決策を考えられるといった、人間関係を円滑にするためのコミュニケーションや振る舞いの技術です。

こうしたスキルを実生活で生かし、能力を発揮していくための大前提に睡眠があると言ったら驚かれるでしょうか。最新の睡眠研究の知見によれば、とくに**レム睡眠は、ソーシャルスキルの一つである社会情動的な情報を、読み取る力を高めている**ことがわかっています。

社会情動的な情報とは、相手の身振りや手振り、顔の表情など非言語的な情報のことです。ある実験で意図的にレム睡眠を奪った状態では、社会情動的な情報を読み取れなくなるという結果が出ていることは注目に値します。

相手が穏やかな表情で話しかけていても自分に敵意を持っていると感じてしまうなど、深刻なコミュニケーション不全に陥るというのです。

「人に会いたくない」は睡眠からのシグナル

睡眠と対人関係に関する研究は、多方面からなされています。学術ジャーナル「ネイチャーコミュニケーションズ」に掲載された、睡眠とコミュニケーションに関するとても興味深い研究を紹介します。

この研究では、被験者に対して、十分な睡眠をとった後と睡眠不足の状態の2回に分けてある課題を実施しました。その課題とは、複数の人間が画面に向かって歩いてくるビデオを見て、「近い」と感じたところでビデオを停止するというものです。

実験では、睡眠不足の場合、十分に睡眠をとった後に比べて、画面の中の人たちがより遠い位置に映っている時点でビデオを止めていました。つまり、**睡眠不足のとき人は、他人との物理的距離をとりたくなる**ということがわかったのです。

私がみんいくで見てきた生徒のなかにも、不登校が長く続いて引きこもりの一歩手前まいってしまうと、玄関まで出てこられなくなる子もいました。不登校の子の多くが睡眠リズムに乱れがあり、そのせいで質のよい十分な睡眠がとれていません。

そのような状態では、コミュニケーションが必要な場所へ出ていくことに困難を感じやすくなります。睡眠の乱れが、「人に会いたくない」という気持ちを強めてしまうということは、本当に起こることなのです。

この研究には、さらに続きがあります。1000人ほどの被験者に睡眠不足の人の映像を見せたところ、それがたとえ1分ほどの短い時間であっても、なぜか被験者自身が「自分は孤独だ」と感じやすくなる傾向が見られました。

睡眠不足の人の脳では、感情をコントロールする偏桃体が過剰に反応するといわれています。ですから、睡眠不足になると不安や孤独を感じやすくなり、相手との物理的距離をとるようになる一方で、**睡眠不足の人が感じやすい孤立の感覚が交流した相手に伝染してしまう**のでしょう。

これまで、孤立が睡眠不足を生むことについての研究は数多くなされ、うつ病などのメンタルの病について、孤立を防ぐことが改善のポイントにも挙げられています。しかし、睡眠不足によって孤立が深まるという発見は、重要な示唆を与えてくれます。

社会で活躍する力の源は睡眠がつくる

大脳にある偏桃体は、恐怖感、不安、悲しみ、喜びなどの情動の処理や、心や体の活動を活発にする自律神経である交感神経の働きに関与しているため、睡眠不足になるとわずかな不安や悲しい気持ち、怒りが増幅してしまい、何気ないことのひとつひとつに感情が大きく揺さぶられてしまいます。

偏桃体の反応は、大人よりも子どものほうが敏感です。不登校や登校渋り、集団からの離脱、暴力行為などの不適応を起こしている子どもたちは、「理由はわからないけどなんとなく不安、イライラする」という言葉をよく口にします。睡眠面談を重ねても理由を特定できるケースは少なく、また、理由の解明が難しいからこそこれまで見逃されてきました。

そこでみんいくでは、そうした心の状態を**「漠然とした不安意識」**と定義し、脳のストレス要因と位置づけて、スクールカウンセラーとともに作成した**「安心意識測定シート」**

を用いて調査を行いました。

この「安心意識測定シート」とは、「自分の心の状態を点検する」ものです。「家族の中で自分は大切にされていると思う」「『しんどい』と感じることがよくある」など14の問に、「あてはまる」から「あてはまらない」までの5段階評価で答えて点数化し、ストレス低減に役立てます。

調査から、「友人」「クラス」「勉強」などのストレス要因と「漠然とした不安意識」が有意な相関関係にあることがわかりました。さらに、睡眠調査票を組み合わせると、「睡眠」と「漠然とした不安意識」と「友人」や「クラス」といったストレス要因にも同様に相関関係が出ました。

つまり、夜ふかしなど睡眠の乱れがある子どもは、「漠然とした不安意識」が高く日常のさまざまなことにストレスを感じています。「漠然とした不安意識」が高いその状態に、さらに「家庭内不和」や「親の離婚」などのトラブルが増えると脳内のストレス許容量の限界を超え、ストレス飽和状態になってしまいます。いわゆる「いっぱい、いっぱい」の状態で、睡眠はさらに乱れるというわけです。

大人の脳の偏桃体も、問題を抱える子どもと同じ状態であることは間違いないでしょう。そして、子どもと異なり、社会で何かしらの役割や責任を担っている私たち大人にとって、睡眠不足は自分一人だけの問題ではすまされないのです。

「安心意識測定シート」を巻末に掲載しましたので（P199）、クラス、学校を会社や仕事関係の人間関係に置き換えてビジネスパーソンも活用してください。

睡眠とは、まさに社会で活躍するために欠かせないソーシャルスキルの一つといえます。

人に会うのが億劫だったり、人間関係でトラブルが重なるときは、15分でも30分でも睡眠時間を長くとる、会うと心地よい人と会うなど、自分なりのリスクヘッジの方法を持っておくことがたいせつです。

今日からSTART！

- 人に会うのを避けたい感情が強くなっていないかチェックする
- 人間関係のトラブルが多発するようなときは、15分でもいいから睡眠時間を増やす
- 会うと心地よい人に会いに行く
- 「安心意識測定シート」で心の状態を点検してみる

21

日々のわずかな不調にも主体的にかかわる

自律神経を整える睡眠が心身の健康の要

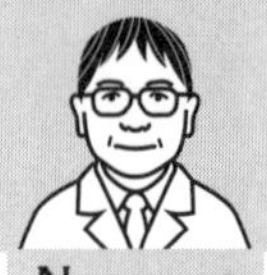

あなたも〝睡眠時無呼吸症候群顔〟ではありませんか？

セミナーや講演会後の質疑応答の際、「眠れない」「ずっと体調が悪い」「仕事に集中できない」などといった悩みの相談を受けることがあるのですが、不思議なことにそういう方々は見た目の印象に共通点があります。

瞼が重そうで、顔色がよくなく、全体的に覇気に欠けます。おそらくそういう方のなかの少なくない方が**睡眠時無呼吸症候群**なのだろうと、私は想像しています。最近ではそんな〝無呼吸顔〟を密かに判別できるほど、この症候群の方が増えています。

睡眠時無呼吸症候群とは、睡眠中に10秒以上呼吸が止まる「無呼吸」や、無呼吸手前の弱い呼吸で息が浅くなる「低呼吸」の回数が多いことをいう睡眠障害です。日本人では男性は100人に5人、女性は100人に2人という高い割合で存在します。これについては、3章29で詳細にふれます。

スタンフォード大学では、睡眠時無呼吸症候群の人たちのデータをもとにモンタージュを作成し、改善へ向けた研究がさかんに行われています。日本でも睡眠外来が増えた社会的背景から、この症候群の認知度は近年上がってきたといえるでしょう。症状名を聞いたことがあるという人は、確実に増えている感覚があります。しかし、ほとんどの方が自分には関係ないだろうと自己判断しているようです。

睡眠研究に身を置く立場からとても残念なのは、せめて睡眠障害を疑う視点を持ってくれれば、さらに深刻な症状の改善にもつながり、生命の危険も回避できるのだが……という点です。

自律神経の乱れと睡眠の乱れ

睡眠障害と深くかかわる自律神経の異常がもたらす**ノンディッパー（夜間高血圧）**という症状をご存じでしょうか。

自律神経は、循環器、消化器、呼吸器などの活動を調整するために24時間働き続けている神経です。自律神経には交感神経と副交感神経があり、交感神経は日中の活動時に優位に働き、副交感神経は夜間に優位となります。

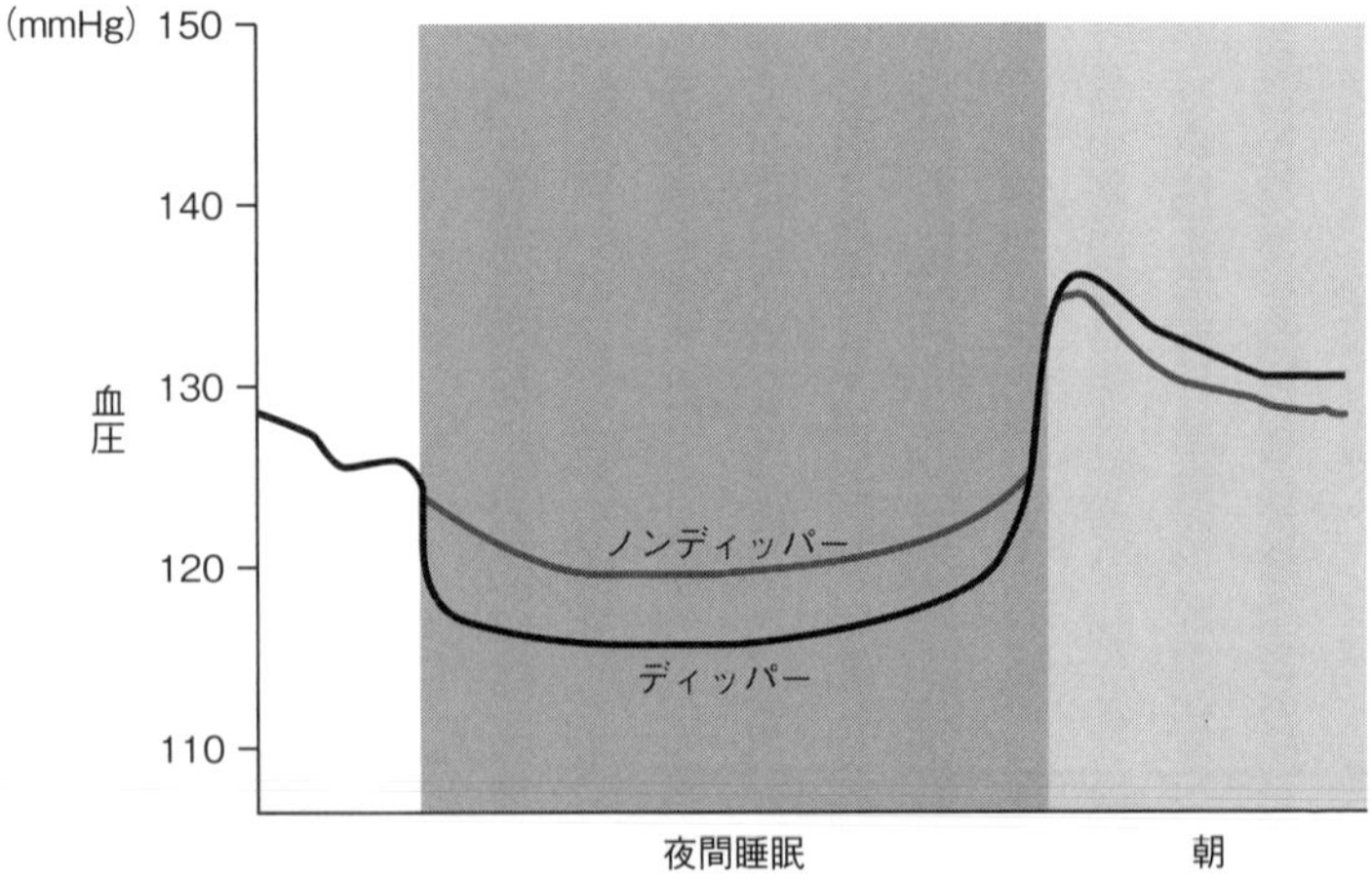

■ノンディッパー（夜間高血圧）は睡眠の質を下げ、
睡眠の質の低下はノンディッパーを招く

自律神経のバランスが崩れると、本来ならば、夜になると日中の交感神経に代わり副交感神経の働きによってリラックスできるところが、不安やイライラを抱えたままとなるため、入眠時間の後退、睡眠時間の乱れ、短時間睡眠などにつながりがちです。

睡眠の質が低下するだけではありません。通常、睡眠中は副交感神経優位になり心拍数や血圧が低下しますが、交感神経が優位なままで心拍数や血圧が低下しないノンディッパーは、就寝中の脳出血や心筋梗塞などの発症にもつながるのです。

睡眠中も日中と同様に交感神経が優位になり、心拍数や血圧が下がらない仕組みについてはまだ解明が待たれます。ノンディッパーそのものを簡易な検査で発見するのは難しいのですが、自分にノンディッパーのリスクがあるかどうかを知るためのきっかけになるのが、睡眠時無呼吸症候群といった睡眠障害や自律神経失調症です。睡眠負債でもノンディッパーになるという報告もあります。

健康診断の数値をしっかり受け止めて専門医に相談すること、日々のちょっとした不調にも向き合ってみること。今まさに悩んでいる心身の不調や脳のパフォーマンス低下の原因が、睡眠にあるとは思わない方がほとんどでしょうが、後まわしや見ないふりが、近い将来の大きなリスクにつながる可能性は否めません。

日々の不調をないがしろにせず、自分の睡眠にも主体的にかかわることで自律神経は整い、メンタルも安定します。それが仕事や学業の成果にもよい影響を及ぼしていきます。

プレゼンティーズム社員にならないために

ヘルスマネジメント――「健康経営」という言葉をお聞きになったことがあるでしょうか。

企業で働く人の心身の健康が損なわれると、仕事のパフォーマンス低下を引き起こし、結果としてチームや組織の業務生産性や業務効率ダウンの要因になります。

かつて、アメリカでヘルスマネジメントの重要性が指摘されるなかで、まず注目されたのは、「アブセンティーズム」という「心身の体調不良が原因の遅刻や早退、長期休暇など、業務に従事できない状態」にある従業員の存在でした。

しかし近年は、**「出勤していながらも、体調不良などから仕事のパフォーマンスが低下している状態」**のほうが、その個人にも組織や企業にとっても影響が大きいのではないかというとらえ方が主流になっています。

このような状態を**「プレゼンティーズム」**といい、出社したもののデスクでボーッとしている、会議などたいせつな場面で集中力が散漫になるといった状態をはじめ、風邪、二日酔い、花粉症、慢性的な不調などメンタルを含む健康上の問題を抱えて働くことから、病就業と呼ばれることもあります。

プレゼンティーズムの多い職場は生産性が下がり、医療費や欠勤にともなうコストもかかることから、日本でもメンバーのヘルスケアの一環としてプレゼンティーズムを改善するための取り組みを始める企業が増えています。

近年、アメリカでは、ヘルスマネジメントの分野に睡眠の専門家が加わり、プレゼンティーズム改善へ向けての研究が始められています。ただ、プレゼンティーズム状態になる要因には、その人のもともとの健康状態やストレスの多寡なども関係していますから、睡眠以外の視点からの多角的な調査や研究が必要です。

スタンフォード大学では、組織や企業がヘルスマネジメントを実践する際の評価尺度**「スタンフォード・プレゼンティーズム・スケール」**を作成し、実践研究に役立てています。「この4週間に影響を受けた健康上の問題」と、そのなかで「一番の健康上の問題」が「この4週間に仕事の生産性に影響した頻度」を尋ね、「この4週間の仕事中に、通常の生産性の何パーセントを発揮することができたか」「この4週間に合計で何時間の就業時間が失われたか」を数値化します。

この評価尺度をもとに、企業で働くビジネスパーソンの心身の状態とパフォーマンスを改善する取り組みが広がりつつあります。「スタンフォード・プレゼンティーズム・スケール」の概要を巻末で紹介しましたので（P200）、現在のパフォーマンスに不安がある方はチェックしてみてください。現状を打破するヒントが見つかるかもしれません。

最強の脳をつくる睡眠フレーズ

不調、不振、無気力の裏に睡眠の乱れあり。

22

「自分をたいせつにしよう」という自己肯定感を持つ

「大丈夫」「できる」と自分を信じられれば睡眠も変わる

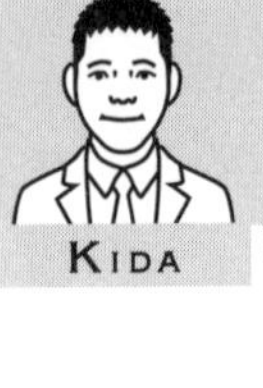

KIDA

乱れていた睡眠習慣が変わる瞬間

不登校生徒の指導を始めた20代の頃、私は子どもたちに「明日は来られそうか？」「宿題やったか？」などと、登校や勉強に関することばかり尋ね、声をかけていました。こちらの熱意が伝われば、子どもたちの心を動かせると考えていたのです。でも、そのようなかかわりでは、よい結果には結びつきませんでした。

私のイメージでは、子どもたちは自分の意思ではない何かによって、後ろへ引っ張られているようでした。漠然とした不安のようなもの……とでもいうのでしょうか、そういうものに心と体の動きを止められてしまっていました。

睡眠のたいせつさを学んでから、私のかける言葉は自然に「昨日は眠れたか？」に変わっていきました。不思議なことに、そう尋ねると、それまで玄関までは出てくるもののろくに返事もしてくれなかった子どもたちが、「眠れた」とか「眠れへん」とか、答えてくれるようになったのです。

心理学では行動承認と存在承認の違いで説明できるのですが、行動に注目するのではなく、「あなたはどう？」「あなたは元気？」と子どもの存在そのものに焦点を当てることで、安心感を抱いてくれたのだと思います。

私との雑談が増えていくなかで、あるとき「今日はめちゃめちゃスッキリ目覚めた！」という日が訪れます。そんなときに、ふと子どもたちは「学校、行けるかもしれへん」と思うのです。たっぷり眠れ、とても気持ちよく目覚めることができた。ただそれだけのことですが、脳が充電されてパワーに満ち、「ちょっとがんばれそう！」と、それまでとは違う思考ができるようになります。

「自分が眠れているかどうかを心配してくれている人がいる」。そのことが、子どもたちの心から不安やイライラを軽減させ、自分のすべきことやしたいこと（不登校の場合ならば登校）を行動に移す力を呼び起こします。子どもたちの足元が定まるのです。

睡眠が心にゆとりをもたらす

一例を紹介しましょう。中学1年生のA君は、平均的な睡眠が午前1時から7時で、常に睡眠不足状態でした。月に1、2回欠席状態だったのが、7月から連続欠席に。「安心意識測定シート」（P199）は全校生徒平均が47・5点に対し21点で、とくに家族関係での不満が大きい状態でした。

7月の睡眠面談では、「朝がとくにしんどい」「親に学校へ行けと言われるのがイヤ」と答えています。仕事で多忙な母親も交えた面談を重ねますが、入眠時間は午前2時〜3時にまでずれ込み、「明日は行く」と口にするものの朝になると行けない日々が続き、不登校寸前状態になっていました。

そこで、10月から母親がA君と同じ部屋で0時に寝るようにしたところ、その日を境に登校できる日が増えていったのです。A君からは、「最近、体がラクになった。前のような朝のしんどさがない」というポジティブな言葉が聞かれました。そして、「母親が一緒に寝ることはめんどうくさい」とうれしそうに語っていたのが印象的でした。

睡眠は、不安やイライラを即座に解消してくれる魔法ではありません。ただ、この例にも見られるように、睡眠改善と母親と一緒に眠れることによる安心感によって「漠然とした不安意識」が小さくなり、「いっぱい、いっぱい」の脳内にゆとりが生まれるのでしょう。ゆとりによってストレスが軽減すると同時に、安心感が得られ、睡眠とメンタルの好循環が生まれたのです。

少々のことではビクつかず、タフで、常にハイパフォーマンスでありたいと願っても、実際のところそうはいきません。しかし、**睡眠の工夫で、ストレス状態を緩和させ、メンタルのバランスを保っていくことは可能です。**

自己肯定感と睡眠時間の関係

みんいくの実践研究では、前にもお伝えしたように4年間で不登校が49％改善し、学力の向上、体力テストの向上が見られ、市内のアンケート調査では、「学習に集中する」「自分をたいせつに思う」生徒が全学年でともに10％以上増加しました。

睡眠改善した生徒たちには、体調不良もなくなり、コミュニケーション力やメンタル力（イライラや不安意識の減少など）が向上し、「自分が元気になった」と自覚する子が増える傾向が見られるようになりました。

こうした研究の成果のなかで注目すべきは、**睡眠時間と自己肯定感の関係**です。

これまでの調査で、睡眠時間が長い生徒ほど自己肯定感が高いという相関関係が出ています。ただしこれは因果関係ではありませんので、睡眠時間が長くなることで自己肯定感が高まるという側面と、自己肯定感が高い生徒が睡眠時間を長くとるという側面の両方が考えられます。

つまり、睡眠改善と自己肯定感の向上は車の両輪のような関係にあり、互いが影響しあっています。ということは、**自己肯定感を高めることが、睡眠改善につながる可能性があるということです。**

自己肯定感を低くしているいちばん大きな原因は、「理想の自分」との比較です。「自分はもっとできるはずだ」「また失敗してしまった」「さぼるなんて最低だ」など、そうなりたいという望ましい行動が先にあり、それとの比較によって今の自分を否定することで自己肯定感が低くなっていきます。

私がいつも自分自身で意識し、睡眠に問題を抱えて悩んでいる方に対しても伝えようとしているのは、**「今の自分を否定せずに認めること」**です。多くの方が、睡眠のたいせつさはすでにご存じですが、そう簡単に変えられないのが習慣というもの。だからこそ、そんな自分を責めてしまいがちなのですが、ダメなところもあるありのままの今の自分を受容する――**「自己受容感」を持つことから始めていただきたい**のです。

「わかっちゃいるけど変えられない」のはみんな同じ

おそらく、「なぜ自分はいつも寝不足なのか」ということの理由を、本当はみなさんご自身がイヤというほどご存じなのではないでしょうか。

しかし、「夜中までついダラダラとスマホを見てしまう」「睡眠より仕事を優先してしまう」という現在の自分の行動を否定してしまうと、「〇時には寝なければならない」といった強迫観念にとらわれるあまり、かえってスムースに眠れなくなってしまうかもしれません。**理想の自分とのギャップを埋めようとする気持ちが無意識のうちに頭をもたげると、「ねばならない睡眠」に縛られてしまいます。**

こうした「ねばならない睡眠」にとらわれてしまうと、睡眠の改善につながりにくいことがこれまでの実践研究でもわかってきました。つまり、理想の睡眠を一方的に提供するだけでは睡眠は変わらないのです。ましてや他人から「〇時に寝なさい」などと言われたら、反発したくなるのが人情です。

それと同じように、今の自分自身を否定して、正しい行動を無理やり自分に課してもよい結果には結びつかないでしょう。それよりも、どちらかといえば情けない自分を否定するのではなく、現在の行動習慣をまずは認めてあげてほしいのです。

「わかっちゃいるけどなかなか変えられない」のが睡眠習慣です。スマホやゲームをやめられずついつい夜ふかししてしまう情けない自分でも、今日から早寝早起きするぞと意気込んでも深夜まで仕事のメールが気になってパソコンを開いてしまう自分でも、まずは直視して「それも自分だ」と受け入れてみましょう。

睡眠改善が必要だと感じているのに、なかなか実践できない人が、あるとき急によい方向に変わる瞬間があります。一つは、病気を発症するなど困ったことに直面したとき。もう一つは、その人が「自分をもっとたいせつにしよう」と思えたときです。「できない、情けない自分」ではあるけれど、「たいせつに思える自分」だと思えたとき、その「たいせつな自分」に対して、「たいせつな睡眠」を取り入れてみようと考えられるからなのだと思います。極端なことをいえば、自分のことを否定してどうでもいいと考えている人は、たいせつなもの(=睡眠)を自分に取り入れようとは思わないでしょう。

まず手をつけやすいところから行動を変えていけば、「やればできる感」が高まります。**今の睡眠習慣を全否定せずに、睡眠不足の慢性化から脱し、習慣の改善につなげていきましょう。**その積み重ねの先に、あなたに合った心地よい睡眠と人生が待っています。

今日からSTART!

睡眠と自己肯定感には相関関係があることを知る
「できない自分、情けない自分」を認める
「自分のいいところ、得意なこと」を知る
一日のうちで自分をいたわる時間を持つ
今の自分をたいせつにする

23

脳の過緊張をそのままにして寝ない

「疲れているのに眠れない」を乗り越えるリラックスルーティン

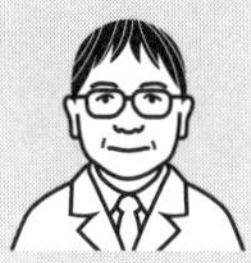

NISHINO

寝つけない夜の防衛スキル

一日が終わり、食事、入浴など就寝までのルーティンを終え、あとは寝るだけという状態になっても、頭の中にいろいろな感情や情報がうず巻いたままで、クールダウンできないことはないでしょうか。**「脳がパンパンな感じ」「頭がギュウギュウでほどけない」のは、脳が過緊張の状態にあるから**です。

脳の過緊張が起こる理由の一つが、自律神経の乱れ。自律神経の働きを乱す原因として考えられるのが、**コルチゾール**というホルモンの過剰な分泌です。

コルチゾールは、副腎皮質から分泌されるホルモンの一種で、**心身がストレスを受けると急激に分泌されることから、「ストレスホルモン」とも呼ばれています**。通常、分泌が最も多い時間帯は起床時で、夜には少なくなり、身体の活動リズムを整えてくれます。

ところが、ストレスを感じるできごとがあると、そのたびごとにコルチゾールが放出されてしまいます。それが一日中続くと、夜になってもストレスフルな状態のまま、疲れているのに目がさえて眠れない、などといったことになりがちなのです。

また、強いストレスが長期間にわたりかかり続けると、コルチゾールの分泌が慢性的に増えることがあり、不眠症やうつ病などのメンタルの不調や生活習慣病などにつながるケースが多くなることがわかっています。

ストレスコントロールで大事なのは、防衛スキルでしょう。**できるだけストレスを減らして、コルチゾールの放出を避ける工夫が必要です。**

たとえば、一つのメールが気になって、朝まで寝られないことはありませんか。私は、仕事にまつわる**シビアな問題が含まれているに違いないと予測できるメールは、夜は読まずに朝にまわします。**寝る前に読んでしまうと、考え込んだり腹が立ったりでコルチゾールが大放出されて脳が覚醒し、眠るべきときなのに脳が緊張状態になり入眠が妨げられるからです。

しかし、朝起きてから読めば、それほどたいしたことでもないと感じられます。このように、日常のなかでストレスを回避する自分なりの工夫をしていくことが、睡眠の質を落とさないコツです。

ストレスフルな場面の後には「切り替え」

非常にストレスフルで、高リスクなシチュエーションではどうしたらよいでしょう。

私自身も、アメリカ国内を深夜便で移動して翌日の会議へ出席するなど、ハードスケジュールをこなさなければならないことがあります。ホテルへ到着後、会議の資料に目を通し、ときには会議の司会の準備を徹夜で行い、当日の会議が終わるとそのまま空港へ向かって帰路につきます。48時間ぐらい寝ておらず、もうヘトヘトで疲れ切っているにもかかわらず、こんなときは機内で一睡もできません。

過度なストレスがかかると、睡眠はそれほど阻害されてしまうのです。

私の場合、帰宅してお酒を少量飲むと、やっと心身がリラックスして寝つけます。

海外出張や長時間の就労をはじめとするストレスがたまる場面の後は、**リラックスのためのルーティンを行う**などして、自分で切り替える工夫をしていきましょう。

ものごとに真面目に取り組む反面ストレスを感じやすく、睡眠によくない影響が出がちな人は、**あえて問題をいったん棚上げしたり、周囲と共有して負担を軽くする**ことなどを意識してみるといいかもしれません。ストレスで眠れないときの**自分流の切り替え方法を実践**しながら、眠れないことを気にしすぎず、気楽に構えていくことが、よい睡眠サイクルを生んでくれます。

お酒を楽しみながら睡眠の質もキープする

大人のストレス解消やリラックス法の代表といえば、アルコールでしょう。
日本を含む世界10カ国を対象に行われたある調査で、「不眠で悩んだときにどんな対処法をとるか」という質問に対する回答を見てみると、他国では「医療機関に相談する」が最も多かったのに対し、日本は「寝酒」が最多でした。

アルコールは、理性を司る大脳新皮質を麻痺させるため、興奮状態の脳をリラックスさせ、寝つきをよくする作用があります。しかし、過度な飲酒は脱水症状を招き、休息のノンレム睡眠は浅くなり、レム睡眠の出現も減り、睡眠のリズムが狂う原因になります。

アメリカでは、ホームブリューイングといって自家製のビールを作ることが法律で許され、ブームになっています。ビール派の私もブームにあやかり、カリフォルニアの自宅では自家製ビールキットを購入して楽しんでいます。

アルコールは、私にとって欠かせないリラックスアイテムです。しかし、この年齢になって、お酒で疲れはとれないのではないか……いやむしろ疲れてしまうのではないか……と、気づき始めています。

お酒は、間違いなくストレス発散にはなりますが、好きでたくさん飲んでしまうとマイナスの影響があるのは確かです。

ブレインスリープ社の調査（2020年）では、睡眠偏差値がよかったTOP1000名と悪かったWORST1000名の飲酒習慣に特徴が見えました。

TOP1000の42％はまったく飲酒せず、週3日以上飲む人は28％に留まりました。量に関しても、2合以上飲む人は19％に過ぎませんでした。

他方、WORST1000は、お酒を飲まない人は29％に留まり、42％が週に3日以上飲酒していることがわかりました。また、2合以上飲む人は44％、5合以上飲む人は6％存在しました。

睡眠偏差値の結果からも、**飲酒習慣の頻度が高くしかも飲酒量が多いと、睡眠の質が低下する**ことは明らかです。

お酒のいいところは、手軽にストレスを発散できることでしょう。しかし、**飲み過ぎると睡眠に悪い影響を及ぼす**というデメリットも知っておくことがたいせつです。少々厳しくいうなら、お酒で睡眠の質を落としてしまうことは、人生においてかなりの損になると自覚したほうがよいということです。

飲まないと寝つけない人は少量を心がける、週末に飲んでストレス発散が習慣の人はきついお酒を大量に飲まないなど、当たり前のことではありますが、睡眠へのダメージを最小限に抑えていく工夫をしてみてください。

昼間に溜めこんだストレスをどこかで一気に発散しようとすると、結局、そのダメージを受けるのは睡眠です。心身を整えてベストなパフォーマンスというリターンを得るためにも、リラックスの方法を自分なりに変えていけば、きっとよい結果が待っています。

最強の脳をつくる睡眠フレーズ

睡眠こそが「百薬の長」。

24

熟睡したいなら一日5人と話す

昼間や寝る前のコミュニケーション活動がメンタルを安定させる

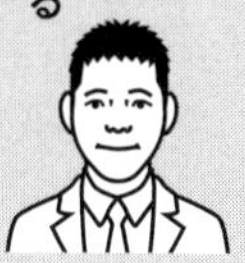

KIDA

昼間に社外や他部署の人と世間話をする

学校へ行くのが難しい子どもたちと向き合っていた頃、私はよく、「昼間に5人以上の人とお話ししよう」というミッションを提案していました。このように伝えると、引きこもりのようになっている子どもでも、「コンビニに行ってみようかな」「おじいちゃん家に行ったらお小遣いもらえるかな」などと考え、行動を変えるきっかけになります。

外出すると太陽の光を浴びるため、脳の覚醒が高まり、夜の寝つきがよくなったりします。そういう感覚を得ると、「友達と遊びに行こうかな」「お母さんと一緒に買い物行こうかな」という具合に行動範囲が広がってくることもあります。

夜ふかしが習慣になり、睡眠リズムが乱れてしまうとどうしても低エネルギー状態になり、人とかかわることへのハードルがどんどん上がってしまいます。しかし、人間は本来、社会的な動物ですから、エネルギーが足りない状態のときこそ、周囲とのコミュニケーションによってメンタルを上向かせることもできるのです。そのための工夫をしていくことは、睡眠との関係においてもとてもたいせつです。

大人も同様に、**熟睡できていないと感じるときは、昼間のコミュニケーション活動を増やしてみてください。**ビジネスパーソンは、仕事でたくさんの人と話をしているから問題ないと思うかもしれませんが、ポイントになるのは実務的な仕事の話ではなくいわゆる雑談です。部署内のメンバーや取引先など、いつも仕事の話をしている人たち以外の他部署の人、受付の人、オフィス近隣のお店の店員さんなどと、軽く世間話をしてみましょう。

一日のなかでそうした**会話を楽しむ時間が、メンタルの安定にもつながります。**実際、「昼間に5人以上の人とお話ししよう」のミッションを意識したことで、登校できるようになった子どももいます。

昼間の活動の範囲を広げ、会話によって孤立感や孤独感が薄れるだけでなく、脳の覚醒度を上げることで生活にメリハリがつき、夜の睡眠も整うといういいことずくめが期待できるのです。

「寝る前のおしゃべり」で楽しい時間を過ごす

子どもと睡眠に関する研究では、**就寝前の家族との会話が質の高い睡眠につながる**ことが広く知られています。子どもにとって家族は、安心を感じるいちばんの場所だからでしょう。

中学生の息子さんを持つある母親が、睡眠面談の際こんな話をしてくれました。ゲームに夢中で家族とほとんど話さなくなってしまったわが子を心配したお母さんは、パペット（手人形）を両手にはめ、息子さんとの会話を試みました。といっても直接話しかけるのではなく、自作の物語を披露するのです。声音を使い分けながらパペットを操るお母さんに、息子さんは最初まったく関心を示さなかったそうです。しかし、しばらくするとお母さんの熱演に思わず笑みをこぼしたり、ストーリーにかこつけて何か質問すると無愛想ながらも答えるようになったといいます。

そのうち、夜になるとパペットが話しかけてくれるのを心待ちするような仕草を見せるようになり、少しずつ親子の会話が戻ってきたことを、お母さんはうれしそうに話してくれました。

きっと息子さんにとって、パペットでお母さんとやり取りする時間は、楽しく心安らぐものだったのでしょう。

コミュニケーションは脳の活動です。一見、睡眠とは無関係に思えるかもしれませんが、**寝る前の時間を心穏やかになれる人とリラックスして過ごすと、副交感神経が優位に**

なり、心身が眠りへの態勢に入りやすくなります。

寝る前に家族や近しい人との会話の時間を充実させることも、よい睡眠をもたらす環境づくりになるのです。

ポイントは楽しく安らげる時間を過ごすこと。自分自身が「心地よい」と感じることがたいせつなので、好きな音楽やアロマなどをあわせて利用し、無理なく自然にリラックスできる方法を見つけていきましょう。

今日からSTART!

- 昼間に仕事関係以外の5人以上の人と雑談する
- 愚痴や批判よりも肯定的なコミュニケーションを
- 寝る前に楽しいおしゃべりの時間を持つ
- 好きな音楽やアロマで、就寝前のリラックスをはかる

25

急な超早寝は難しいと心得る

「睡眠禁止ゾーン」に眠ろうとしても入眠しづらい

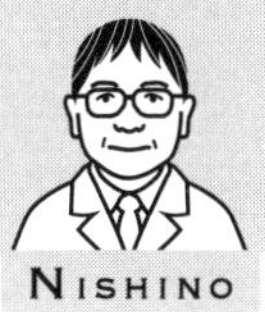

「早寝は急にできない」のメカニズム

多忙なビジネスパーソンの睡眠は不規則になりがちで、睡眠をうまくコントロールできない方も多いでしょう。たとえば、「明日は出張で6時の新幹線に乗らなくちゃいけないから、今夜は早く寝よう」といった場面で、なかなか眠れなかった経験はありませんか。

それは睡眠のどんなメカニズムによるものなのでしょう。

生物には恒常性（ホメオスターシス）が備わっていて、それが睡眠と覚醒のリズムを保つなど、生存の維持に大きくかかわっています。ただ、睡眠に関していえば、恒常性だけでは説明がつかないような現象がたくさんあります。

その一つが、**「フォビッドゾーン」と呼ばれる「睡眠禁止ゾーン」**です。

毎日夜11時に寝る人が、「明日早いから」といって、8時や9時に寝ようとしても眠ることができないのはこの「フォビッドゾーン」の影響で、日内リズムの支配下にある覚醒に関与する神経伝達物質やホルモンの働きによると考えられています。

人間はだいたい一日のうち14～18時間ほど起きていますが、長く起きていればいるほど自然に眠気が高まるという**「睡眠圧」**の考えに基づけば、通常の入眠時間の前は眠くて仕方がないはずです。

夕刻まで長時間の覚醒を可能にしているのは、睡眠圧に対抗する「覚醒系のシステム」が存在するからだという説が有力です。

正しい睡眠知識でノーストレス

睡眠圧については11項（P78）のボルベリーのツープロセスでもふれましたが、次ページ図のように、起きている時間が長くなればなるほど眠気は高まります。ですから、上から下への矢印が最大のときには起きていられないということになるはずですが、下から上への**覚醒系システムの矢印が対抗しているため、私たちは睡眠圧に対抗して起きていられます。**

夜11時に寝る習慣の人の場合、その2、3時間前は覚醒系の力も最大になり、眠らないようにしていると考えられています。そのため、その時間帯に早寝をしようとしても眠る

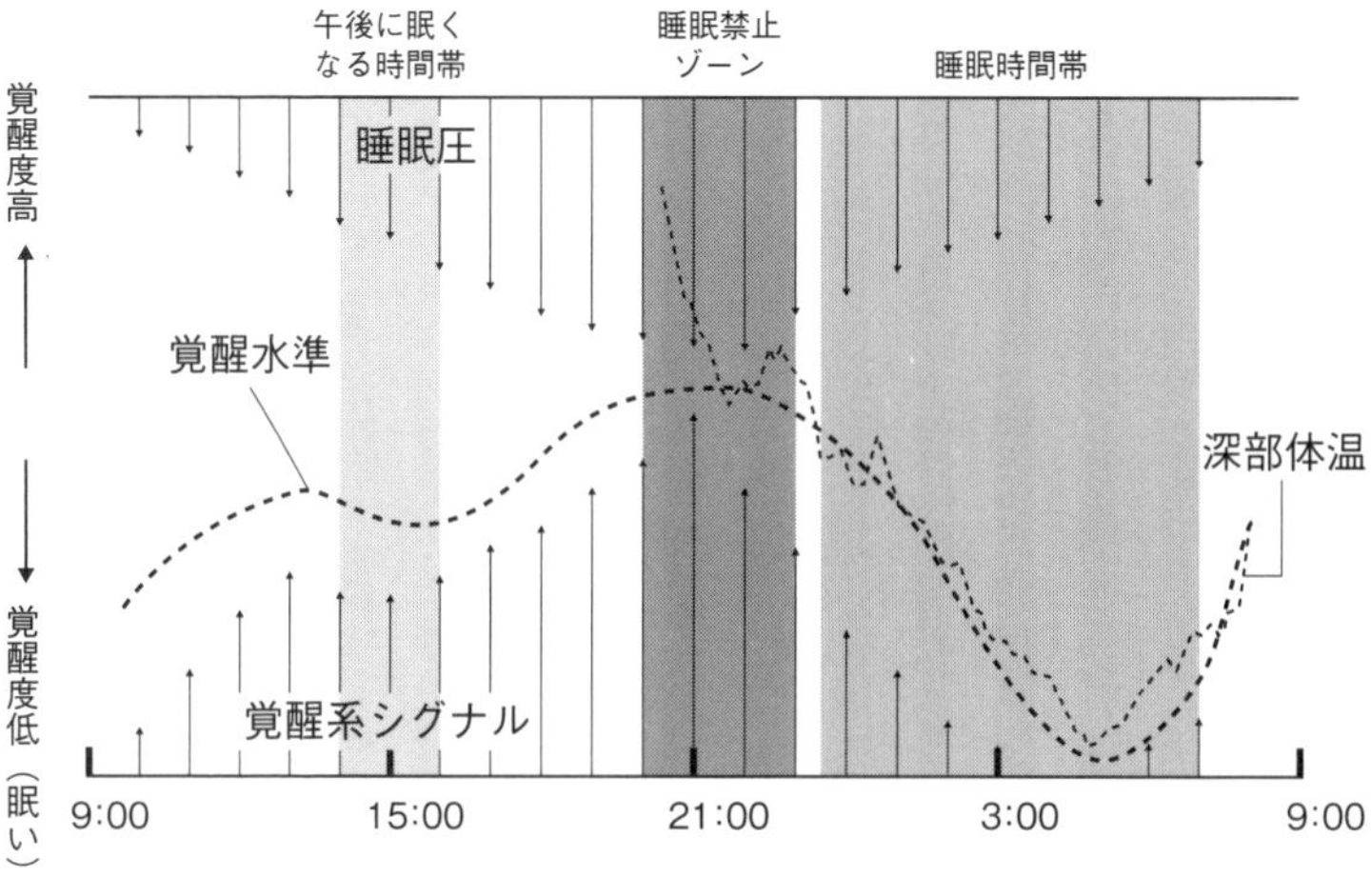

■覚醒系システム、覚醒水準と眠気

までに時間がかかったり、まったく眠れないということが起こるのでしょう。

その覚醒系に代わり、睡眠圧が勝ってきたときに眠気が訪れます。**入眠の際の眠気は、睡眠圧と覚醒系システムのバランス加減により急に起こるのです。**

なぜフォビッドゾーンが存在するのかについては、まだ解明されていないのですが、**眠気がないのに無理に寝ようとするのは、生体リズムに逆らう効率の悪い眠り方**だという点において、専門家の意見は一致しています。

私の研究分野であるナルコレプシーの患者さんは、フォビッドゾーンも含めて、どの時間帯でもすぐに入眠できることが知られています。ナルコレプシーの人に、オレキシンという覚醒を維持する脳内の神経伝達物質の欠落が見られることから、オレキシンが夕刻に蓄積した睡眠圧に対抗してフォビッドゾーンの形成を担っている可能性もありますが、これもまだ研究段階です。

その日だけ早く寝ようとして十分に眠れないと、寝不足なうえにストレスを感じます。海外出張などイレギュラーな予定が前もってわかっているときは、少しずつ就寝時間を前倒しにして慣らしていけばよいでしょう。

睡眠をコントロールするには、こうしたメカニズムを知っておくことも役立ちます。

一日24時間という限られた時間をできるだけノーストレスで有効に使い、パフォーマンスを発揮するためにも、正しい睡眠の知識が必要です。

最強の脳をつくる睡眠フレーズ

明日は早朝からゴルフという夜も、
いつもの時間に寝て好成績。

26

夜中に目が覚めても スマホで時間を確認しない

すぐに再入眠できれば ダメージは最小限に

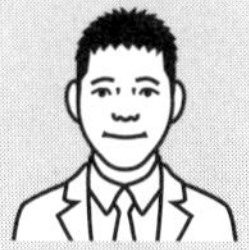

中途覚醒はあまり気にしなくていい

睡眠の途中で目覚めてしまう、**中途覚醒**を気にしている方も多いでしょう。中途覚醒は、30代以降しだいに増えてくる現象で、中高年になるととくに頻繁になりがちだといわれています。

その理由は明確です。睡眠ホルモンのメラトニンは思春期をピークに減少するので、年齢を重ねるにしたがい、睡眠の途中で目覚めやすくなるのです。

深夜に覚醒してもすぐにまた眠れるなら、あまり気にする必要はありません。自然現象だと受け流して、今の生活を続けていきましょう。

中途覚醒するとなかなか再入眠できずに困っている人は、まず、目覚めてしまうことにネガティブなフォーカスばかりしていないか、自己チェックしてみてください。目覚めたときに、その日に起こったイヤなできごとや感情を思い返してますます眠れなくなるなら、見直したいのは中途覚醒そのものではなく、わざわざ負のループへ迷い込む思考のクセです。ストレスを溜め込んでいないか、心身が疲れ過ぎていないか、生活を振り返るチャンスととらえてみましょう。

とはいえ、中途覚醒の際のちょっとした心がけで再入眠へ誘える方法もありますので、ここで紹介したいと思います。

中途覚醒したとき、いちばん気をつけてほしいのが光です。つい無意識にスマホをいじっていませんか。画面を眺めているうちに眠くなるかもしれない……というのは大きなカン違いです。光によって脳がどんどん覚醒してしまいます。

就寝するとき、スマホはすぐ手の届かない場所へ置くなどの工夫をしましょう。もちろん、スマホ同様に光を発するテレビやパソコンをつけるのも避けたい行動です。みんいくでも、「スマホは電源を切り、別の部屋に置いて寝ましょう」と指導しています。

トイレへ行く習慣がある場合は、動線の確保がカギです。できるだけ部屋の電気をつけずにトイレまで安全に行けるよう、フットライトや人感センサーライト、蛍光テープを利用します。階段を使う際は、空間がうっすら見え、安心して移動できるくらいの灯りに調整していきましょう。

再入眠が難しいときの対処法

再入眠できそうにないときは、**いったん寝床を離れる**、**静かな音楽を聴く**、**白湯を飲む**、**ボーッとする**、**窓を開けてみる**といったことがおすすめですが、やはり灯りには気をつけてください。

そんなとき、時間が気になってしまう人がほとんどだと思います。そこで時計を見てしまうと、「あと○時間で起きないといけない」と、無意識のうちに脳が計算を始めます。脳はとても賢いのです。

なかなか寝つけずにまた時計を見ると、どんどん時間が減っていく感覚が、ますます焦りを生むという悪循環を生じさせます。寝なきゃ寝なきゃと焦れば焦るほど、脳は覚醒してしまうのです。

再入眠が難しいとき、翌日の都合や置かれた状況にもよりますが、**眠れないならいっそそのまま起きてしまう**というのも一つの考え方です。超早起きをしたのだというふうにとらえ、翌日に昼寝の時間を確保する。一晩中まんじりともせず寝床で過ごすより、メンタルへのダメージも少ないでしょう。

時間がわからないことでかえって不安が増幅する場合は、暗闇でも見える時計を寝室に置き、スマホで時間を確認しなくてもすむようにしてください。
日々のちょっとしたアクションで睡眠に対するネガティブな感覚をコントロールし、睡眠を人生の味方にしていきましょう。

今日からSTART!

- 中途覚醒にネガティブなフォーカスをしない
- トイレに行くときは光に注意
- いったん寝床を離れて再入眠を待つのもあり
- 目覚めても時計は見ない、「起きるまであと○時間」と計算しない
- 寝室にスマホを置かない

27

寝具を替えるなら枕から

深い眠りを支える
環境を整える

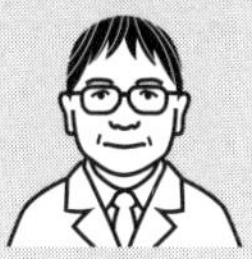

NISHINO

エグゼクティブは寝具に投資している

睡眠の質は、寝室の環境や寝具の選び方でも高めていくことが可能です。

ブレインスリープ社が行った睡眠と年収に関する調査（2019年）から、日本の年収1千万円以上のビジネスパーソンは、1千万円未満のビジネスパーソンに比べて睡眠時間が少ないという傾向が見られました。両者を比較したところ興味深いのは、1千万円以上の人たちは、**「寝床でスマホをしない」「早寝早起きを心がけている」「寝具にお金をかける」**という傾向が明らかになった点です。

持てる能力を最大限に発揮し、ビジネスの世界などで活躍しているエグゼクティブたちは、睡眠の質がいかに重要かを知っています。毎日を健康に過ごすのは当然のこと、それにプラスして、毎日、最高のパフォーマンスを発揮するために、貴重な睡眠時間の質を高めるための習慣や自己投資をたいせつにしているということでしょう。質のよい睡眠を「武器」にしているといっても過言ではなさそうです。

以前、アスリートへの支援でも有名な寝具メーカーのエアウィーヴ社から依頼を受け、高反発型マットレスパッドの効果を科学的に検証する機会を得ました。この際、深部体温や脳波の推移などから、質のよい睡眠をもたらす寝具の条件は、「通気性のよさ」「スムースな熱放散」であることがわかりました。

睡眠の質と寝具の関係を分析したこの研究は、私にとって非常に有意義なものでした。こうした研究で得られたデータは、質のよい睡眠を得るための環境づくりに役立てることができます。

枕、マットレス、布団選びのポイント

そうした調査の結果をふまえて携わったのが、脳を冷やす枕「Brain Sleep Pillow（ブレインスリープピロー）」の開発です。**頭部の温度は深部体温と同じ動きをしますから、寝つきをよくするには「通気性のよさ」と「スムースな放散」がポイント**になります。

この枕は、特殊な素材が固さの異なる三層構造に編みこまれており、頭を冷やすことで、ストレスによる脳の過緊張なども緩和され、寝つきがよくなります。夜になってもそ

の日にあったイヤなことが頭から離れず、脳がパンパンで緩和されないとき、発熱の際に使う冷却シートや水枕を利用するのも一つの方法ですが、脳の熱を自然に放散させ、生理的変化を助けてくれる枕を日常的に使うことで、脳のパフォーマンスを上げていけます。

睡眠のたいせつさが知られるようになり、枕をカスタマイズされる方も増えていると聞きます。枕は、バリエーションも豊かになり、買い替えが手軽です。寝具を何か一つ替えてみるというアクションも、睡眠へ意識を向け、生活リズムを整えていく端緒になるでしょう。

マットレスや敷布団、掛け布団を選ぶ際も、枕と同様に通気性や熱放散の機能があるかどうかがポイントといえるでしょう。**睡眠中の生理的変化を助けてくれる素材や構造のものが、入眠と目覚め、そして一日を快適にしてくれます。**寝返りがスムースか、質感が好ましいか、といった感覚も忘れたくないポイントです。

スムースに入眠するには、深部体温が下がったタイミングで寝ることがたいせつだと13項（P91）でお伝えしたように、寝室の室温も質のよい睡眠をもたらす環境づくりの要素となります。

冬場に寝室を温め過ぎては寝つきに影響しますし、寒過ぎると明け方に体温が上がらず起きづらくなります。夏場にエアコンをつけっぱなしにするのも、環境への影響や光熱費の問題があるでしょう。「冬は19℃、夏は25℃」が快適な温度とよくいわれますが、感じ方に個人差があるうえに、どのような暖房・冷房器具を使うのかによっても体への影響は変わります。

一年を通して快適な温度を知っておくことは必要ですが、細かい温度設定にこだわるよりも、睡眠中の体温変化を自然に助けてくれる枕や寝具で睡眠をコントロールするほうが安全で賢い選択といえそうです。

世界的な気候変動によって日本の四季も以前とは異なり、温度差も激しくなっています。暑さ寒さ対策だけでなく、その間の微妙な時期や日々の気象変化に対応できるように、寝具のバリエーションを増やしておくと、質のよい睡眠をキープしやすくなるでしょう。

最強の脳をつくる睡眠フレーズ

日々の営みにまつわる多くのものが睡眠に影響を与える。解決の糸口はどこにでもある。

28

「本日の熟睡感」で睡眠を客観視

睡眠効率を高めると
モチベーションも上がる

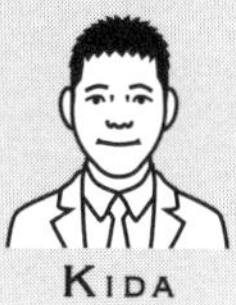

KIDA

目覚めが変わると成績に表れる

一流スポーツ選手の多くが、毎日の睡眠を最優先にしていると聞きます。

大リーグで活躍したイチロー選手が、「睡眠もトレーニングのうち」とし、毎日8時間の睡眠をとっていたことは有名です。おそらく、バッターボックスでのルーティンと同様、深く質のよい睡眠をとるための入眠までのルーティンを実践されていたのではないかと勝手に想像しています。

そして、これも想像にすぎませんが、よく眠れたかどうかの熟睡感をチェックしていたのではないでしょうか。**熟睡感がもたらす身体的、精神的な充足が、その日のパフォーマンスや精神力に影響を与える**ことをよくご存じだったはずです。

以前、保健体育の指導に携わっていた頃、運動と睡眠に関するある取り組みを行いました。冬の早朝に長距離走を実施し、生徒には各自、長距離走カードにタイムを書き込んでもらいます。そのカードには、前日の就寝時刻、朝食の有無、体調、脈拍数なども記入しました。

ひと冬通して実践し、最後の授業で振り返りを行ったところ、「長距離走カードを見て自分自身の睡眠について振り返りましょう」という項目で、「しっかりと寝た日は、タイム向上につながった」と答えた生徒は38％でした。この点は、よい睡眠習慣が体力向上につながる可能性を示唆しています。

また、「しっかり寝た日は、体調がよく気持ちよく走れた。夜ふかしした日はしんどかった」と答えた生徒は48％と多数でした。

冬の長距離走は、いうまでもなくハードな運動です。運動や早起きが得意な生徒は楽しめますが、ほとんどの生徒はイヤイヤです。「寝不足のときは、もうほんまにイヤな気持ちやった……！」といった率直な言葉も出てきましたが、こうした振り返りから、しっかりと睡眠をとった次の日には、「気持ちよく走れた」など、前向きな気持ちが生まれていることがわかりました。

私はこれを「心の体力」と呼んでいるのですが、実際のタイムの向上よりも、こうした感覚を子ども自身が得る体験が、苦手なことや困難がともなうことにも前向きに取り組む気持ちを生み出します。

「心の体力」の源は、「しっかり眠れた感」にあるといえるでしょう。それは大人も同様ですから、タフなメンタルで毎日を過ごすために、熟睡感のチェックが重要なアクションになってきます。

「今朝のスッキリ感」は何%？

熟睡感を把握するために有効なのが、**「睡眠効率」**です。
睡眠効率とは、これまで多くの睡眠研究で活用されてきた指標で、実際に眠っている時間を布団に入って横になっている時間で割った数字です。つまり、寝ようと思って布団に入っている間に、どれだけうまく眠れているのかを測ることができます。式は単純で、

「実際に眠っている時間÷布団に入って横になっている時間×100」

実際に眠っている時間が7時間で、布団に入って横になっている時間が7・5時間の場合の睡眠効率は93・3%です。84%が合格点といわれていて、熟睡度の目安になります。

①1時間以内で入眠できたか

②起床後30分以内で活動を始められたか
③中途覚醒があっても数分で再入眠できたか

①から③がすべてイエスならば、睡眠効率84％をクリアできていると考えられます。飲酒によって寝つきがよくなっても、中途覚醒の時間が長くなったり回数が増えてしまうと眠りの質が下がることもあります。

この3つをチェックして眠りの質を判断し、手帳などに簡単に記録しておけば、体調管理にも役立ちます。本書の冒頭で紹介した**「睡眠調査票」は睡眠の可視化で、こちらはいわば睡眠の数値化**といえます。

数値化のなかでももっと手軽に、「主観で感じとる」という方法もあります。スッキリ目覚められたか、気分がいいか、頭痛など体の異常はないか、などなど。「今日はスッキリ感80％！」「60％で低めだから昼寝をしよう」という「自分比」でまずはよいのですが、さきほどの3つの観点で判断するとより正確にキャッチできます。

自分の睡眠を客観的に見る方法を知っていると、睡眠に意識を向けやすくなりますし、心身のバランスを保ちやすくなります。たとえ睡眠時間が5時間で普段より少なくても、起床時に爽快感があり、頭がスッキリしているなら、「7時間寝られなかった！」とネガティブにならずにすむでしょう。

ただ、睡眠は精神性が高いので、体の中ではリスクが高まっていても、「今日は仕事をやらなくちゃ」「サボってはいられない」という気持ちが強いと、眠気や体のつらさが体感的にキャッチしづらくなります。ましてや、脳のパフォーマンスダウンにもなかなか気づけません。だからこそ、睡眠の質を自己採点する指標を知っておくことが、よい睡眠習慣とメンタルの安定につながるのです。

今日からSTART！

- 睡眠効率を算出して、記録する
- 「今日はスッキリ感80％！」と自己採点で熟睡感をキャッチする
- 睡眠時間が短くても目覚めがスッキリしていたら、質のよい睡眠がとれたことを喜ぶ
- ときどき睡眠効率の記録を見直し、睡眠のチェックを習慣化していく

29

睡眠障害について最低限の知識を家族と共有する

治療を受け、情報を得れば、あらゆるリスクが下がりパフォーマンスが向上する

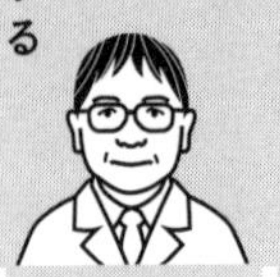

NISHINO

日中の異常な眠気に要注意

これまでお伝えしてきたように、毎日をハイパフォーマンスで過ごすためには睡眠習慣の見直しはとても重要です。しかしながら、いくら習慣を見直したところで、治療のラインに乗せなければ、改善されないどころか命まで落としてしまうケースもあります。そんな睡眠障害の代表が21項でも触れた睡眠時無呼吸症候群です。

実は、睡眠に問題を抱え、睡眠クリニックを訪ねる方々のなかで最も多いのが睡眠時無呼吸症候群を疑っている人です。

睡眠時無呼吸症候群とは、睡眠中に10秒以上呼吸が止まる「無呼吸」や、息が浅くなる「低呼吸」の回数が多い状態を指します。具体的には、1時間あたりの「無呼吸と低呼吸の回数（無呼吸低呼吸指数＝ＡＨＩ）が5回以上であれば睡眠時無呼吸症候群と診断されま

す。

パートナーから「夜中に息が止まっていた」と指摘されて気づくケースが多数派ですが、なかには「昼間に異常な眠気がある……」と感じ、ご自身で気づく例もあります。

どのような形であれ、早期発見はたいせつです。睡眠時無呼吸症候群の潜在患者数は300万人といわれ、年々増加しています。睡眠中、数十秒にわたる無呼吸状態が1時間に何度も起こり、AHIの数値が60前後にもなるような人もいます。AHI60といえば毎分1回、首を絞められるように呼吸が止まり、そのたびに覚醒反応が起こるのですから、寝た気がしないのは当然です。米国のデータですが、1時間に15回以上呼吸が止まる中等度以上になれば、放置すると7、8年で4割ほどが亡くなるという恐ろしいデータもあります。

睡眠時無呼吸症候群の治療によって、睡眠の質は劇的に改善されます。脳血管障害、糖尿病、高血圧、精神疾患などのリスクが下がり、健康寿命を伸ばせるだけでなく、仕事や勉強のパフォーマンスは大きく向上するでしょう。

日本睡眠学会専門医がいるクリニックを選ぶ

睡眠時無呼吸症候群の治療は、「CPAP（Continuous Positive Airway Pressure 経鼻的持続陽

圧呼吸療法）」と呼ばれる治療方法が主流です。ＣＰＡＰは、機械で圧力をかけた空気を鼻・鼻口マスクの装置から気道に送ることで気道を広げ、睡眠中の無呼吸を防ぎます。

受診希望の患者さんが増え、睡眠専門外来では検査待ち状態も続いていると聞きます。睡眠時無呼吸症候群に限らず、睡眠に関する問題に気づいたときに睡眠クリニックを訪ねるというチョイスが、日本でも一般的になってきたのだと思います。

たとえば、不眠症（寝つきが悪い、中途覚醒の後に再入眠できない、熟睡感が得られない）、過眠症（とにかく日中眠い、居眠りが多く指摘を受けることが多い）、就寝時の異常感覚（脚がむずむずするために眠れない）、いびきや歯ぎしり、寝ぼけ行動や寝言などの睡眠時随伴症候群と呼ばれる症状なども、自分ではなかなか改善できず、日中のパフォーマンスを下げてしまうつらい状態でしょう。

さらにこれらの症状によって**睡眠のリズムが狂えば、健康にも脳にも影響が及びます。**ですから、睡眠時無呼吸症候群を含む睡眠障害があるとき、専門医に相談することをまずはおすすめするのですが、ここで一つ、知っておいていただきたいポイントがあります。

それは、**「日本睡眠学会専門医」**のいるクリニックを選ぶことです。

非常に残念なことなのですが、日本には睡眠の専門医が圧倒的に不足しています。睡眠の専門医とは、日本睡眠学会の認定した「日本睡眠学会専門医」を指します。実は、睡眠クリニックを標榜していても、日本睡眠学会専門医が在籍しておらず、睡眠の専門的な知識がほとんどないにもかかわらず、睡眠時無呼吸症候群をはじめとする睡眠障害の診断をし、治療や投薬を行なっているケースもあるのです。

睡眠専門外来を訪ねるときは、日本睡眠学会専門医がいるのかどうかを必ず調べてください。「近いから」「友人から聞いたから」などの理由ではなく、ご自分が抱える症状に対する専門性があるのかどうかの情報収集を怠らないようにしていただきたいと思います。日本睡眠学会が認定した専門医療機関は、全国で112施設あります（2022年現在）。

東京をはじめとする都心部や大都市には、もはや睡眠クリニックが乱立状態だからこそ注意が必要ですし、地方には専門機関がいまだにない地域もあるという問題もあります。初診は必ず日本睡眠学会専門医の診察をうけ、その後はオンライン医療を利用するなどの方法も可能になってきましたので情報収集をしてください。

薬の力を借りるという選択には専門知識が必要

「眠れない……」という心配から、睡眠クリニックを訪ねる方も増えています。不眠が続く場合、専門機関では睡眠薬を処方されるケースが多いでしょう。最近は、不眠や中途覚醒について訴えると、内科や産婦人科などでも比較的簡単に睡眠薬を処方してくれると聞きます。以前に比べて一般の方の睡眠薬に対する抵抗が薄まり、働きざかりからお年寄りまで利用者はかなりの数になると思われます。

人間が生物としていきいきと過ごし、持てる能力を最大限に発揮していくためには、質のよい睡眠が欠かせません。不眠が続いているのに、大事なプロジェクトを任されていて、心身ともに緊張が続いているときなどは、ますます睡眠の質と量が下がってしまうこともあるでしょう。

薬の力を借りてまずは眠れるようにし、そのうえで生体リズムを整えていくというのは、ときには有効な方法です。

ただ新しいタイプの睡眠薬も開発され、睡眠薬は昔に比べて多様化してきています。そのため、**新しい知識をもった日本睡眠学会専門医からの処方が望まれます**。

専門医でない場合、医師自身が種々の睡眠薬がどういう仕組みで効いているのかを知らないことがあると聞きます。そういう場合は、薬の副作用に関しても十分な知識があるとは思えません。

医師が処方してくれた薬だからと安心して飲み続けることが、かえって睡眠を妨げることにもなりかねないということです。患者さんご自身が、薬についての確かな知識を持つことが求められています。

そして、睡眠に関する知識を家族やパートナーと共有し、情報をアップデートしていきましょう。そうすることで、心身ともに健康で、持てる能力を最大限に発揮できる毎日を送ることができます。

最強の脳をつくる睡眠フレーズ

逆から読めばリスク。
どんな薬（クスリ）もリスクはつきもの。

30

「睡眠への助走」のルーティンを持つ

睡眠はメンテナンスで最適化

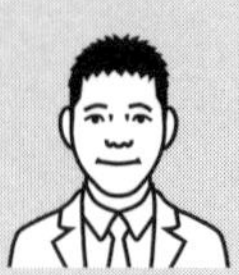

昼間のイライラ、クサクサを夜まで持ち越さない

朝、家族とちょっとした言い合いになり、イヤな気分を一日中ひきずってしまった経験はどなたにもあると思います。そんな心の乱れは、その日のパフォーマンスに影響します。

子どもたちを見ているとよくわかりますが、イライラしていたり、大きな不安があると、集中力を欠きます。いつも授業に集中できる学力の高い子どもであっても、「友人とけんかした」「先生に叱られた」「お父さんとお母さんが不仲だ」といったできごとのせいで、一気に集中力も学習意欲もなくなってしまうのです。

このような子どもの頭の中では、「あいつ腹立つなあ」「失敗したなあ」「どうしたらいいんだろう?」といった、授業とは関係のない感情や思いがぐるぐるしています。子どもの集中力を高めるには、授業の間は授業とは関係のないことを考えさせないようにすることが有効です。そうすると、精神が安定し、落ち着きを見せ始めます。

みんいくを通して、**昼間の過ごし方のケアが、まわり回ってよい睡眠につながる**ことが、多くの実例とともにわかってきています。

心がざわついたり、クサクサするようなことがあったら、その感情を夜まで持ち越さないようにすることがたいせつです。たとえば、仕事中に心が乱れたと感じたら、その場を離れる。いったん外へ出る。状況が許すのであれば、その仕事から離れて別の集中できることに取り組んでみる。いっそ、昼寝をする。さらには、早退する、有休をとる、休暇をとる。

心が乱れるということは、自律神経が乱れるということです。その状態をまずフラットに戻そうと意識を向けるだけで心の安定がはかれ、夜の睡眠への影響は最小限にできます。

セルフメンタルケアが睡眠を守る

最近、スポーツジムでも、ビジネスパーソン向けのマインドフルネスのクラスが増えていると聞きます。睡眠のためにも、健康のためにも、仕事帰りの深夜の激しい運動はできるだけ避けてほしいのですが、ヨガや呼吸法など、マインドフルネスの感覚を習慣づけるためのクラスであれば、よい効果が期待できるでしょう。

仕事が終わってから就寝までの間は、前にも触れたように、睡眠へ意識を向けていきたい時間帯です。疲れ切って帰宅し、いきなりぐっすり寝ようと思ってもそれは難しいでしょう。たとえば、西野先生からお話しがあったように、**夜は照明を落とした静かな空間で心を落ち着かせる**という方法は、誰でも今日から気軽に実践できます。

私の場合は、寝る前に瞑想をしています。よい睡眠のためだけに行っているわけではなく、趣味の一つでもあります。毎晩、帰宅後、食事、入浴などやるべきことをすませて就寝の態勢に入ったら、寝室で正座して、般若心経を唱えます。以前、高野山の宿坊で修行したことがあり、それ以来の習慣になりました。

私にとって寝る前の瞑想は、睡眠へ向けて心と体を整えて準備していく時間で、言ってみれば「睡眠への助走」です。この助走に入れば、心身が心地よい状態になり、眠りへとゆっくりいざなわれていきます。

こうしたルーティンを一つ持っておくと、「睡眠への助走」がスムースになります。もちろん、昼間の心のざわつき、不安、怒りなどの感情を落ち着かせリセットしてくれます。**「睡眠へ助走」は、睡眠の質を上げることだけでなく、セルフメンタルケアにもつながる**のです。

就寝前は自分をねぎらう時間

では、どうすれば自分にフィットする「睡眠への助走」のルーティンを見つけられるのでしょう。

私が行っている瞑想についていえば、瞑想をすると精神が落ち着き、何も考えない状態（無心）になります。何も考えない状態は、何もない暗闇のようなものです。無心になると、そこに「光」が現れます。光は、暗闇のなかでこそ輝きを増します。光の輝きを増すためには、光のエネルギーを強めるか、もしくは光っている部分以外を真っ暗にすることのどちらかしかないでしょう。

瞑想は後者で、暗闇をつくることで、自分が集中したい対象を暗闇のなかのろうそくの炎のように、くっきりと力強い光として見ることができます。やるべきこと以外の雑念を捨て去ることができ、精神を安定させ、ブレることなく、進んで行けます。

起床後も、私のなかでは瞑想が続いているような感覚があります。日中、一つの仕事なり作業を行うときはそのことに集中して、ほかのことは考えず、消し去るようなイメージで向き合います。突発的なできごとやトラブルが起こっても、自分の中で瞑想中の感覚を呼び起こすようにすると、気が散りません。対処すべきいちばんたいせつなことに、全力で臨めるのです。

よい睡眠には、何も考えない「無」の時間が必要です。寝る前の時間を、「今は何もしなくていいよ」と自分をねぎらってあげる時間にしていきましょう。**「これで一日終わり」「お疲れ！」と心身に伝えてくれるルーティンが、ニュートラルな状態を保ちやすくしてくれます。**

ルーティンを行ううちに、質のよい睡眠を得やすくなる生活習慣がうまく回り始めますが、仕事の忙しさや心身の不調でせっかくうまく回っていた睡眠習慣がまた乱れてしまうかもしれません。

しかし、そういうときも、睡眠を可視化して見直す、夜の睡眠を意識して昼間の活動を行う、15分でも長く睡眠時間をとれるように就寝前の過ごし方を変える、ちょっと情けない自分を受け入れるといった、本書で紹介したアクションをとることで乱れた睡眠習慣を整え、睡眠をメンテナンスしていけます。

よい睡眠が戻ったとき、能力を存分に発揮できている自分に気づくことでしょう。睡眠はメンテナンスをくり返しながら最適化され、あなたの人生を豊かにしていくのです。

今日からSTART!

○ 日中に心がざわついたら、場所を変える、外に出る、作業を変更する、昼寝をする

○ 状況が許すなら、早退する、有休をとる、休暇をとる

○ 「睡眠への助走」のルーティンをまず一つ持つ

○ 睡眠が乱れたらメンテナンスで微調整しながら戻していく

○ 自分にとって最適な睡眠をたいせつにする

おわりに

みなさんのなかには、睡眠について真剣に考えれば考えるほど、何を信じればよいのかわからなくなっている方がいらっしゃるのではないでしょうか。世の中にあふれる情報を日々の睡眠にどう生かせばよいか、これまでの生活習慣をどう見直せばよいのかわからないと感じておられる方々のために、私は、睡眠に関する正しい情報発信が急務だと感じています。

睡眠の研究は入り口のハードルは低いものの、奥深く、多様です。だからこそ、ある一つの研究によって、睡眠とはこういうものだと言い切ることはできません。私たち専門家も、睡眠のすべてについて熟知しているわけではありません。しかし長年研究を続けていると、「何が正しい」、「何が間違っている」、「何がわかっていない」と言い当てることはできます。残念ながら、睡眠医学は医学のなかでもまだ新しい学問で、まだわかっていないことのほうが多い学問なのです。

ただ、限られた知識のなかで、**「日々の活動性を上げ、人生の質を高めたいなら、睡眠**

を見直すことが必要」ということだけは、確実にお伝えできます。
そのメッセージをみなさんにお届けするために、この本では、大阪の堺市で「みんいく」に取り組んでおられる木田哲生先生とともに、スタンフォード大学睡眠生体リズム研究所所長として睡眠医学に携わるなかで得た知見に基づき、毎日の睡眠を仕事や勉強、そして人生のパフォーマンスアップにつなげるヒントを書きました。

木田先生のかつての勤務中学校で実践研究が始められた「みんいく」は、現在、幼稚園、小学校、中学校、高校、そして地域全体を巻き込んだ活動へ広がりを見せていると聞きます。これは非常に素晴らしい取り組みで、私自身とても関心があります。

思えば私たちは、子どもの頃、睡眠のたいせつさについて専門知識のある人から教わったことがあるでしょうか。おそらく多くの方の答えが、ノーだと思います。「早寝早起きしよう」といった努力目標のようなものは与えられても、どのように実践すればよいのかを丁寧に教えてもらった経験がある方はあまりいらっしゃらないでしょう。野山で駆け回り日が暮れれば疲れて家に帰るような生活で、睡眠の問題が少なかったのも事実です。ただ現在は、大人も子どもも、自分の活動に必要な睡眠は確保できておらず、この変化も急激に起こっています。

いやいや、わざわざ人に教えられなくても自然にわかってくるものだ。そう感じる方もいるかもしれません。確かに、人間は一日しっかり働いたり学業にいそしんだりしてエネルギーを使ったら、睡眠、休息、食事といった方法で活力を回復させます。眠って、起きて、動いて、また寝る。睡眠のたいせつさは、みなさん十分に知っておられるのだと思います。

しかし、それならばなぜ多くの方が、睡眠よりも仕事を優先し、睡眠を犠牲にしながら人生を送り続けるのでしょう。ここでもう一度原点に返っていただきたいと思います。人はなぜ眠るかと考えると、昼間により健康で充実した生活を送るために寝るのです。ところが、**近年とくに睡眠を犠牲にして、結果的に健康やパフォーマンスの低下をきたしている人が多いのが現実です。これでは本末転倒です。**

睡眠に関する悩みは人それぞれで、それゆえに万人共通の解決策があるとは言いがたい面があります。何時間眠るのがベストか。本当のことをいえば、これに対する答えも存在するようでしないのです。

だからこそ、さまざまな方法を試しながら、自分がベストな状態で日々を過ごせる睡眠を探り、見つけていっていただきたいと思います。

記憶力、集中力、思考力、コミュニケーション力――仕事や勉強、日々の生活になくてはならないこれらの力を十分に発揮し、よい睡眠がもたらすハイパフォーマンスな人生という「最高のギフト」を受け取りましょう。

本書をきっかけに、一人でも多くの方が、睡眠を犠牲にする人生から、睡眠をたいせつに考える人生へと舵を切ってくださることを願っています。

みなさんの一生が喜びに満ちたものになるよう、私は本分である基礎研究をこれからもできるだけ長く続け、睡眠のたいせつさを発信していきたいと考えています。

二〇二三年一月

西野精治

巻末付録

●睡眠調査票（1章3）

「みんいく」（睡眠教育）で活用している「睡眠・朝食調査票」をアレンジしました。寝ている時間帯のマス目を塗りつぶして使います。就寝中に目が覚めたときは、そのマスは空けておきましょう。最低でも2週間続けてみると、自分の睡眠の傾向が見えてきます。

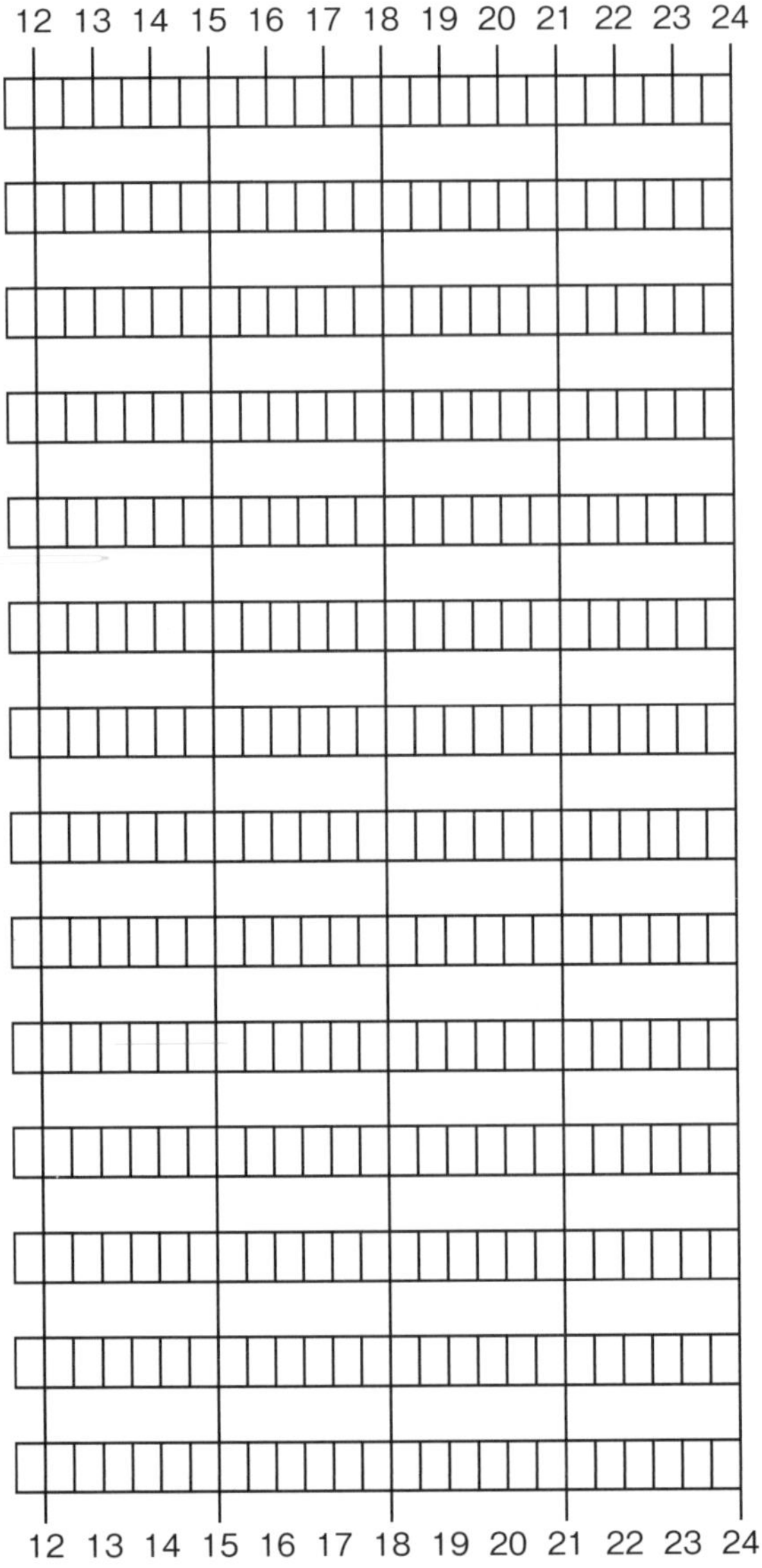

0 1 2 3 4 5 6 7 8 9 10 11

日　曜
総時間(　時間　分)

日　曜
総時間(　時間　分)

日　曜
総時間(　時間　分)

日　曜
総時間(　時間　分)

日　曜
総時間(　時間　分)

日　曜
総時間(　時間　分)

日　曜
総時間(　時間　分)

日　曜
総時間(　時間　分)

日　曜
総時間(　時間　分)

日　曜
総時間(　時間　分)

日　曜
総時間(　時間　分)

日　曜
総時間(　時間　分)

日　曜
総時間(　時間　分)

日　曜
総時間(　時間　分)

0 1 2 3 4 5 6 7 8 9 10 11

●生活習慣チェックリスト（2章12）

この「生活習慣チェックリスト」は、日本睡眠教育機構が監修する「睡眠検定ハンドブック」の抜粋です。できている行動には○、できていないががんばれそうなことには△、がんばってもできそうにないものには×をつけます。睡眠面談などでは、△をつけた項目から改善に取り組んでいただくのですが、まずは自己チェックに活用してみましょう。

（ ）の中に既にできていることは○、頑張ればできることは△、できそうにないものには × をつけて下さい。

1.（　）毎朝、ほぼ決まった時間に起きる
2.（　）朝食は、よく噛みながら食べる
3.（　）午前中に太陽の光をしっかり浴びる
4.（　）日中はできるだけ人と会う
5.（　）日中はたくさん歩いて活動的に過ごす
6.（　）趣味などを楽しむ
7.（　）日中は太陽の光に当たる
8.（　）昼食後から午後3時の間に30分以内の昼寝をとる
9.（　）夕方に軽い運動や、体操や散歩をする
10.（　）夕方以降は居眠りをしない
11.（　）夕方以降、コーヒー、緑茶などを飲まない
12.（　）寝床に入る1時間前からタバコを吸わない
13.（　）寝床に入る1時間前には部屋の明かりを少し落とす
14.（　）ぬるめのお風呂にゆっくりつかる
15.（　）寝床でテレビを見たり、仕事をしない
16.（　）寝室は静かで適温にする
17.（　）寝る前にリラックス体操（腹式呼吸）を行う
18.（　）眠るために、お酒を飲まない
19.（　）寝床の中で悩み事をしない
20.（　）眠たくなってから寝床に入る
21.（　）8時間睡眠にこだわらず、自分に合った睡眠時間を規則的に守る
22.（　）睡眠時間が不規則にならないようにする

日本睡眠教育機構「睡眠検定ハンドブック」より

●安心意識測定シート（3章20）

「漠然とした不安意識」は睡眠の乱れに大きく影響します。この「安心意識測定シート」は心の状態を点検するシートです。学生に向けた質問項目ですが、ときどきこのシートで「脳のストレス飽和状態」をチェックして、よい睡眠習慣を継続していきましょう。

自分の心の状態を点検してみよう

今の自分の気持ちに近いものを選んで数字を塗りつぶしてください。（答えたくない時は、答えなくてよいです）

1. あてはまる　2. ややあてはまる　3. どちらともいえない
4. あまりあてはまらない　5. あてはまらない

1. クラスは何となくいごこちがいいと感じる。-------- ①②③④⑤
2. 心の許せる友人がいる。----------------- ①②③④⑤
3. 毎日が何となく楽しいと感じている。-------- ①②③④⑤
4. 家族の中で自分は大切にされていると思う。-------- ①②③④⑤
5. 学校は何となくいごこちがいいと感じる。-------- ①②③④⑤
6. 「しんどい」と感じることがよくある。-------- ①②③④⑤
7. 将来に不安を感じることがある。------------ ①②③④⑤
8. 失敗するのがイヤで、はじめからやらないことが多い。-------- ①②③④⑤
9. うまくいっているときに、「これはいつまでも続くわけではない」と不安になることがある。-------- ①②③④⑤
10. 誰かに教えてもらっていると、自分がダメな人間のような気になる。-------- ①②③④⑤
11. 「いつも自分ばかりが叱られる」と思うことがある。-------- ①②③④⑤
12. うまくいかないと「やっぱりまたか」と思う。-------- ①②③④⑤
13. 人生に大切なのは人に勝つことだと思う。-------- ①②③④⑤
14. 怒られると何もかも投げ出したくなる。-------- ①②③④⑤

※質問1～5は逆採点（①…5点、②…4点、③…3点、④…2点、⑤…1点）
※質問6～14はそのまま採点（①…1点、②…2点、③…3点、④…4点、⑤…5点）
※70点満点、42点が平均。

●スタンフォード・プレゼンティーズム・スケール（3章21）

スタンフォード大学が作成し、多くの企業で活用されている「スタンフォード・プレゼンティーズム・スケール」は、次のような質問で構成されています。

まず、「この4週間に影響を受けた健康上の問題」についての問です。

選択肢は、アレルギーによる疾患、胃腸の病気、気管支喘息、腰痛または首の不調、心臓病（不整脈、狭心症）、うつ病・不安または情緒不安定、糖尿病、関節炎・関節の痛み、偏頭痛／慢性の頭痛、聴力の低下、目の病気、皮膚の病気、その他（疾患名を記す）です。このなかで「健康上の問題がある」ものを選択し（複数回答可）、さらにそのなかから「一番の健康上の問題」だと感じるものを一つだけ選択します。

続いて、「一番の健康上の問題」が、「この4週間に仕事の生産性に影響した頻度」について10個ほどの問があります。代表的なものを挙げてみましょう。

- 大変な仕事を終わらせられないことがありましたか？
- 仕事の目標を達成することに集中できましたか？
- 仕事を仕上げるのに十分な気力がありましたか？
- 仕事を終えることができないという不安を感じましたか？

- 休息をとる必要がありましたか？
- 睡眠不足で疲れていましたか？

個々の問について、「いつも」「しばしば」「半分程度」「時々ある」「全然ない」の5点から1点までの評価をつけます。これによって、従業員自身が仕事のパフォーマンスや心身の状態を客観的に把握することができます。

そして、最後に二つの問があります。

一つ目は、「一番の健康上の問題だけを考慮すると、この4週間の仕事中に、あなたは通常の生産性の何パーセントを発揮することができましたか？」という趣旨の問で、0パーセントから100パーセントのスケールに当てはまる数値を示します。

二つ目は、「一番の健康上の問題によって、この4週間に合計で何時間の就業時間が失われましたか？」という問で、0時間からから40時間のスケールで答えます。

この評価尺度をもとに、プレゼンティーズム改善へ向けて動き始める国内企業も増えていくことでしょう。今後の研究によっては、睡眠習慣の見直しからプレゼンティーズムを防ぐことも可能になってくるかもしれません。アメリカでは実践的な調査や研究が進み、次々とエビデンスが蓄積されている過程にあります。

号』2018:学事出版.
木田哲生「新たな生徒指導「みんいく（睡眠教育）」睡眠とスマホ②」『月刊生徒指導7月号』2018:学事出版.

27 寝具を替えるなら枕から Nishino
「睡眠の質を改善すると何が起こるのか」available from https://prtimes.jp/main/html/rd/p/000000267.000013377.html.
Chiba, S., et al., *High rebound mattress toppers facilitate core body temperature drop and enhance deep sleep in the initial phase of nocturnal sleep.* PLoS One, 2018. 13(6): p. e0197521.

28 「本日の熟睡感」で睡眠を客観視 Kida
井上昌次郎『熟睡できる本』1993:光文社.
西野精治『スタンフォード大学教授が教える熟睡の習慣』2019:PHP新書.
木田哲生「みんいく（睡眠教育）を通じた不登校改善②～みんいく面談事例から見る不登校の実態～」『教育PRO 11.7』2017:ERP.
木田哲生,「新たな生徒指導「みんいく（睡眠教育）」みんいく面談②」『月刊生徒指導12月号』2018:学事出版.

29 睡眠障害について最低限の知識を家族と共有する Nishino
西野精治『睡眠障害　現代の国民病を科学の力で克服する』2020:角川新書.
白濱龍太郎『図解 睡眠時無呼吸症候群を治す！最新治療と正しい知識』2015:文光堂.
西野精治『小児睡眠関連疾患診療のために必要な睡眠の神経生理・神経解剖の基礎知識, in 日常診療における子どもの睡眠障害』谷池雅子, Editor. 2015, 診断と治療社. p. 144-160.
日本睡眠学会「睡眠医療認定」Available from: https://jssr.jp/list.

30 「睡眠への助走」のルーティンを持つ Kida
木田哲生「新たな生徒指導「みんいく（睡眠教育）」改善した生徒たちから学ぶ」『月刊生徒指導1月号』2019:学事出版.
木田哲生「新刊「教育学×医学でわかった親子の「どうしても起きられない」をなくす本」の刊行②」「教育PRO 12.20」2022:ERP.

おわりに 西野精治
Dement, W.C., *Some Must Watch While Some Must Sleep.* 1974, New York: W W Norton & Co Inc.

巻末付録 スタンフォードプレゼンティーズム・スケール
Koopman, C., et al. (2002), *Stanford presenteeism scale: health status and employee productivity.* J Occup Environ Med, 2002, 44: p.14-20.

生徒指導4月号』2018: 学事出版.
21　日々のわずかな不調にも主体的にかかわる　Nishono
西野精治『睡眠障害　現代の国民病を科学の力で克服する』2020: 角川新書.
Okura, M., et al., *Polysomnographic analysis of respiratory events during sleep in young nonobese Japanese adults without clinical complaints of sleep apnea.* J Clin Sleep Med, 2020. 16(8): p. 1303-1310.
Larochelle, P., *Circadian variation in blood pressure: dipper or nondipper.* J Clin Hypertens (Greenwich), 2002. 4(4 Suppl 1): p. 3-8.
Gangwisch, J.E., et al., *Short sleep duration as a risk factor for hypertension: analyses of the first National Health and Nutrition Examination Survey.* Hypertension, 2006. 47(5): p. 833-9.
ヘルスケア産業課, 経.商.「企業の「健康経営」ガイドブック~連携・協働による健康づくりのススメ~」Available from: https://www.meti.go.jp/policy/mono_info_service/healthcare/kenkokeiei-guidebook2804.pdf.
Koopman, C., et al., *Stanford presenteeism scale: health status and employee productivity.* J Occup Environ Med, 2002. 44(1): p. 14-20.
22　「自分をたいせつにしよう」という自己肯定感を持つ　Kida
木田哲生,三池輝久『教育学×医学でわかった　親子の「どうしても起きられない」をなくす本』2022: イーストプレス.
水沢広子『自己肯定感、持っていますか？～あなたの世界をガラリと変える、たったひとつの方法～』2015: 大和出版.
23　脳の過緊張をそのままにして寝ない　Nishino
ブレインスリープ「2020年度版日本の『睡眠偏差値®』調査結果報告」Available from: https://brain-sleep.com/service/sleepdeviationvalue/research2020/.
西野精治『スタンフォード大学教授が教える 熟睡の習慣』2021: PHP新書.
西野精治『眠れなくなるほど面白い 図解 睡眠の話』2021: 日本文芸社.
24　熟睡したいなら一日５人と話す　Kida
木田哲生「不登校改善と睡眠教育①～教育と医療のコラボレーション～」『教育PRO 1.26』2021:ERP.
木田哲生「みんいく（睡眠教育）を通じた不登校改善③～みんいく面談事例から見る不登校の実態～」『教育PRO 11.21』2017:ERP.
25　急な超早寝は難しいと心得る　Nishino
Lavie, P., *Ultrashort sleep-waking schedule. III. "Gates" and "forbidden zones" for sleep.* Electroencephalogr. Clin. Neurophysiol., 1986. 63(5): p. 414-25.
Dantz, B., D.M. Edgar, and W.C. Dement, *Circadian rhythms in narcolepsy: studies on a 90 minute day.* Electroenceph clin Neurophysiol, 1994. 90(1): p. 24-35.
26　夜中に目が覚めてもスマホで時間を確認しない　Kida
坪田一男『ブルーライト体内時計への脅威』2013: 集英社新書.
木田哲生「新たな生徒指導「みんいく（睡眠教育）」睡眠とスマホ①」『月刊生徒指導6月

15　睡眠ホルモンが出やすくなる習慣を実践する　Nishino
飯郷雅之「メラトニン研究の歴史」『時間生物学』2011. 17(1): 日本時間生物学会. p. 23-34.
有田秀穂『自律神経をリセットする太陽の浴び方 幸せホルモン、セロトニンと日光浴で健康に』2018: 山と渓谷社.
Hattar, S., et al., *Melanopsin and rod-cone photoreceptive systems account for all major accessory visual functions in mice.* Nature, 2003. 424(6944): p. 76-81.
西野精治『スタンフォード大学教授が教える 熟睡の習慣』2021: PHP新書.
西野精治『スタンフォードの眠れる教室』2022: 幻冬舎.
西野精治『眠れなくなるほど面白い 図解 睡眠の話』2021: 日本文芸社.
16　週末こそ早寝で睡眠リズムをリカバリー　Kida
日本睡眠教育機構『医療・看護・介護のための睡眠検定ハンドブック』2013: 全日本病院出版会.
西野精治『スタンフォード式　最高の睡眠』2017: サンマーク出版.
17 徹夜より、眠くなったら寝る「分割睡眠」　Nishino
Polyphasic Sleep Schedule. Available from: https://www.sleepfoundation.org/how-sleep-works/polyphasic-sleep.
Cousins, J.N., et al., *Splitting sleep between the night and a daytime nap reduces homeostatic sleep pressure and enhances long-term memory.* Sci Rep, 2021. 11(1): p. 5275.
西野精治『スタンフォードの眠れる教室』2022: 幻冬舎.
18　夜はドカ食いしない　Kida
柴田重信, 古谷彰子『時間栄養学が明らかにした「食べ方」の法則』2014: ディスカヴァー・トゥエンティーワン.
溝口徹『この食事で自律神経は整う』2017: フォレスト出版.
19　よく噛む朝食で脳のスイッチをオン　Nishino
Anegawa, E., et al., *Chronic powder diet after weaning induces sleep, behavioral, neuroanatomical, and neurophysiological changes in mice.* PLoS One, 2015. 10(12): p. e0143909.
Vitamin D *Fact Sheet for Health Professionals.* National Institute of Health; Available from: https://ods.od.nih.gov/factsheets/VitaminD-HealthProfessional/#h5.
ブレインスリープ「2020年度版日本の『睡眠偏差値®』調査結果報告」Available from: https://brain-sleep.com/service/sleepdeviationvalue/research2020/.

■3章　メンタルが安定する睡眠

20　対人関係の不安を感じたら睡眠時間を増やす　Kida
マシュー・ウォーカー『睡眠こそ最強の解決策である』2018:SBクリエイティブ.
木田哲生「知られざる「子どもの睡眠負債」の解消に向けて－堺市の「みんいく（睡眠教育）」への挑戦－」『体育科教育1月号』2018: 大修館書店.
木田哲生「新たな生徒指導「みんいく（睡眠教育）」「心の支援」と「体の支援」」『月刊

human circadian rhythm. Chronobiol Int, 2019. 36(2): p. 151-170.
川島隆太『スマホが学力を破壊する』2018: 集英社新書.
堺市教育委員会「リーフレット みんいくのすすめ」https://www.city.sakai.lg.jp/kosodate/kyoiku/gakko/yutakana/chitsujokakki.files/rihuretto.pdf.
木田哲生「子どもが元気になる！「みんいく」のススメ」『灯台11月号』2021: 第三文明社.

10　睡眠偏差値で自分の睡眠を知る　Nishino

西野精治『マンガでぐっすり！スタンフォード式　最高の睡眠.』2018: サンマーク出版.
西野精治『スタンフォードの眠れる教室』2022: 幻冬舎.
西野精治『眠れなくなるほど面白い 図解 睡眠の話』2021: 日本文芸社.
ブレインスリープ「2022年度版日本の『睡眠偏差値®』調査結果報告」Available from: https://prtimes.jp/main/html/rd/p/000000107.000046684.html.
Nakashima, M., et al., *Influences of sleep and lifestyle factors on the risk for covid-19 infections, from internet survey of 10,000 Japanese business workers*. Sci Rep, 2022. 12(1): p. 19640.

■2章　生活リズムが整う睡眠

11　寝る時間と起きる時間を一定にする　Nishino

岡村均『時計遺伝子 からだの中の「時間」の正体』(ブルーバックス). 2022: 講談社.
Borbély, A.A., *Two process model of sleep regulation*. Hum. Neurobiol., 1982. 1: p. 195-204.
西野精治『睡眠障害　現代の国民病を科学の力で克服する』2020: 角川新書.

12　「○時に○○をする」のフラグを一つ立てる　Kida

三池輝久「慢性疲労症候群」『日本臨牀,』59(増刊号８),2001,pp. 414-421.
木田哲生『睡眠教育のすすめ―睡眠改善で子どもの生活、学力が向上する―』2017: 学事出版.
木田哲生「新たな生徒指導「みんいく（睡眠教育)」みんいく面談①」『月刊生徒指導11月号』2018: 学事出版.
木田哲生「みんいく（睡眠教育）を通じた不登校改善①～生体リズムと不登校～」『教育PRO 10.17』2017:ERP.

13　深部体温が下がるタイミングで寝る　Nishono

Krauchi, K., et al., *Warm feet promote the rapid onset of sleep*. Nature, 1999. 401(6748): p. 36-7.
Uemura-Ito, S., et al., *Sleep facilitation by Japanese hot spring; EEG, core, proximal, and distal temperature evaluations*. Sleep Biol Rhythms, 2011. 9(4): p. 387.

14　昼間の活動量を増やし体温を上げておく　Kida

外山滋比古『思考の整理学』1986: ちくま文庫.
アンデシュ・ハンセン『最強脳「スマホ脳」ハンセン先生の特別授業』2021: 新潮新書.
木田哲生「コロナ禍による長期休業後の生徒指導上のリスク」『月刊生徒指導８月号』2020: 学事出版.
三池輝久『子どもの夜ふかし脳への脅威』2014: 集英社新書.

西野精治『スタンフォード式　最高の睡眠』2017:サンマーク出版.
Li, W., et al., *REM sleep selectively prunes and maintains new synapses in development and learning*. Nat Neurosci, 2017. 20(3): p. 427-437.

5　7時間睡眠＋15分昼寝　Kida

厚生労働省健康局（2014）「健康づくりのための睡眠指針2014」
樺沢紫苑『脳のパフォーマンスを最大まで引き出す　神・時間術』2017:大和書房.
木田哲生「堺市立公立小中学校での「みんいく」の実践研究」『チャイルドヘルス7月号』2022:診断と治療社.
Walker, M.P., *The role of slow wave sleep in memory processing*. J Clin Sleep Med, 2009. 5(2 Suppl): p. S20-6.
Maas, J.B., *Miracle Sleep Cure: The Key to a Long Life of Peak Performance*. 1988, London:: Thorsons.

6　プレゼンや試験前日に睡眠を削らない　Nishino

Miyamoto, D., et al., *Top-down cortical input during NREM sleep consolidates perceptual memory*. Science, 2016. 352(6291): p. 1315-8.
Diekelmann, S. and J. Born, *The memory function of sleep*. Nat Rev Neurosci, 2010. 11(2): p. 114-26.

7　就寝前タスクを減らす　Kida

ショーン・スティーブンソン『SLEEP最高の脳と身体をつくる睡眠の技術』2017:ダイヤモンド社.
茂木健一郎『脳は若返る』2022:リベラル新書.
佐々木由香「記憶や学習と睡眠」『医学のあゆみ』第263号(9) ,2017,pp.747-753.
サンジェイ・グプタ『SHARP BRAIN　たった12週間で天才脳を養う方法』2022:文響社.

8　イヤなことがあった日こそたっぷり寝る　Nishino

1Iliff, J.J., et al., *A paravascular pathway facilitates CSF flow through the brain parenchyma and the clearance of interstitial solutes, including amyloid beta*. Sci Transl Med, 2012. 4(147): p. 147ra111.
Xie, L., et al., *Sleep drives metabolite clearance from the adult brain*. Science, 2013. 342(6156): p. 373-7.
Kang, J.E., et al., *Amyloid-β dynamics are regulated by orexin and the sleep-wake cycle*. Science, 2009. 326(5955): p. 1005-7.
Long, J.M. and D.M. Holtzman, *Alzheimer Disease: An Update on Pathobiology and Treatment Strategies*. Cell, 2019. 179(2): p. 312-339.

9　寝る30分前からスマホを見ない　Kida

木田 哲生（編纂）,伊東 桃代（編纂）,西野精治（監修）,さいとうしのぶ（イラスト）『ねこすけくんがねているあいだに』2021:リーブル.
Lee, S.I., et al., *Melatonin suppression and sleepiness in children exposed to blue-enriched white LED lighting at night*. Physiol Rep, 2018. 6(24): p. e13942.
Tahkamo, L., T. Partonen, and A.K. Pesonen, *Systematic review of light exposure impact on*

主要参考文献

はじめに　木田哲生

木田哲生『睡眠教育（みんいく）のすすめ─睡眠改善で子どもの生活、学習が向上する』2017:学事出版.

■1章　頭が良くなる睡眠

1　睡眠不足の4つのサインをチェックする　Kida

Van Dongen, H.P., et al., *The cumulative cost of additional wakefulness: dose-response effects on neurobehavioral functions and sleep physiology from chronic sleep restriction and total sleep deprivation.* Sleep, 2003. 26(2): p. 117-26.

木田哲生『「みんいく」ハンドブック 中学校─睡眠のひみつ~よい睡眠を実践しよう~』2017:学事出版.

木田哲生『「みんいく」ハンドブック 小学校4・5・6年─すいみんのひみつ~すいみんについて考えよう~』2017: 学事出版.

木田哲生『「みんいく」ハンドブック 小学校1・2・3年─すいみんのひみつ~すいみんについてしろう~』2017: 学事出版.

2　週末の寝だめをやめる　Nishino

西野精治『スタンフォード式　最高の睡眠』2017:サンマーク出版.

Why Sleep Matters: Quantifying the Economic Costs of Insufficient Sleep. Available from: https://www.rand.org/randeurope/research/projects/the-value-of-the-sleep-economy.html.

Dement, W.C., *Sleep extension: getting as much extra sleep as possible.* Clin Sports Med, 2005. 24(2): p. 251-68,viii.

Jouvet-Mounier, D., L. Astic, and D. Lacote, *Ontogenesis of the states of sleep in rat, cat, and guinea pig during the first postnatal month.* Dev Psychobiol, 1970. 2(4): p. 216-39.

Diekelmann, S. and J. Born, *The memory function of sleep.* Nat Rev Neurosci, 2010. 11(2): p. 114-26.

佐々木由香「記憶や学習と睡眠」『医学のあゆみ』2017. 263(9): p. 747-753.

3　睡眠記録で睡眠パターンを把握する　Kida

木田哲生「新たな生徒指導「みんいく（睡眠教育）」睡眠朝食調査」『月刊生徒指導8月号』2018:学事出版.

三池輝久『不登校外来 − 眠育から不登校病態を理解する』2009:診断と治療社.

日本睡眠学会『睡眠障害診断ガイド』2011:文光堂.

4　最初の90分を深くしっかり眠る　Nishino

Eriksson, P.S., et al., *Neurogenesis in the adult human hippocampus.* Nat Med, 1998. 4(11): p. 1313-7.

Fjell, A.M., et al., *Self-reported sleep relates to hippocampal atrophy across the adult lifespan: results from the Lifebrain consortium.* Sleep, 2020. 43(5).

最《さい》高《こう》のリターンをもたらす

超《ちょう》・睡《すい》眠《みん》術《じゅつ》

30のアクションで眠《ねむ》りの質《しつ》を高《たか》める

2023年3月20日　第一刷発行

著者	西野精治《にしのせいじ》 木田哲生《きだてつお》
発行者	佐藤靖
発行所	大和《だいわ》書房 東京都文京区関口1-33-4 電話　03-3203-4511

編集協力	井上佳世
ブックデザイン	小口翔平＋阿部早紀子(tobufune)
カバー写真	Syda Productions/PIXTA
本文DTP・図版	朝日メディアインターナショナル
本文イラスト	須藤裕子
本文印刷	シナノ
カバー印刷	歩プロセス
製本所	小泉製本

ISBN978-4-479-79723-4

http://www.daiwashobo.co.jp